ÉTUDE

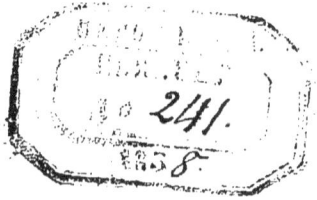

SUR LES

BAINS DE MER

PAR

F. BARTHÈS,

DOCTEUR EN MÉDECINE,

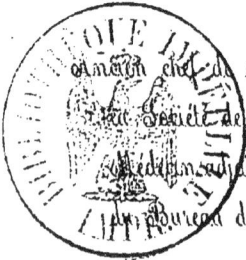 ancien chef de clinique de l'Hôtel-Dieu Saint-Éloi, Membre de la Société de médecine et de chirurgie pratiques de Montpellier, Médecin-adjoint de l'hôpital Saint-Charles de Cette, Chirurgien du Bureau de Bienfaisance de la même ville.

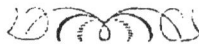

MONTPELLIER

JEAN MARTEL AÎNÉ, IMPRIMEUR DE LA FACULTÉ DE MÉDECINE,
RUE DE LA CANABASSERIE 2, PRÈS DE LA PRÉFECTURE.

1858

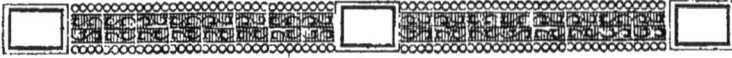

ÉTUDE

SUR LES

BAINS DE MER.

INTRODUCTION.

L'ÉPOQUE des chaleurs est à peine arrivée, que de tous les points de la France s'opère vers le littoral une véritable migration d'individus, qui vont demander à la mer et à son atmosphère le rétablissement de leur santé.

Comment s'expliquer cette vogue, cette fureur, qui pousse riches et pauvres à quitter leurs demeures, leurs affaires et souvent leurs plaisirs?

La réputation des bains de mer repose-t-elle sur

une de ces bizarreries de l'esprit humain , qui exalte ou dénigre avec la même versatilité ce qu'il a dénigré ou exalté la veille ?

Serait-ce un succès de mode , de convenance , un complément obligé du luxe social ?

Obéit-on, à son insu, à ce besoin de déplacement qui tourmente l'homme , quelle que soit sa position de fortune ?

Ou bien , les bains de mer jouissent-ils de quelques propriétés pour la guérison d'une foule d'états morbides ?

L'affluence de plus en plus considérable des baigneurs résulte-t-elle de la notion expérimentale plus complète, plus généralisée des vertus curatrices de l'eau de mer ?

Question, bien intéressante, qu'il nous a été facile de résoudre.

Placé depuis dix ans dans un port maritime ceint d'une plage sans rivale par sa situation , son fond sablonneux , sa pente douce et graduée , sous le beau ciel du Midi de la France , rendez-vous annuel de plusieurs milliers de baigneurs, nous avons pu recueillir les documents indispensables pour la solution du problème.

Et comment ne l'aurions-nous pas fait? Le médecin peut-il rester indifférent à ce qui touche à la santé? Ne se doit-il pas à lui-même d'ignorer le moins possible les ressources que la Providence a semées sous nos pas, comme faibles compensations du déluge de maux déversé sur le genre humain?

Et lorsque l'expérience lui a démontré combien les résultats (quelque grands qu'ils soient) sont faibles, comparés à ce qu'ils pourraient être ; lorsque le médecin voit de ses propres yeux le succès tant désiré, compromis, atténué, détruit par l'imprudence, l'incurie, disons le mot, par l'ignorance des malades, il sent le besoin d'élever la voix pour éclairer ceux qui ignorent, et les aider dans la recherche de la santé perdue. Il accomplit sa mission, et, quels que soient pour lui les résultats, il s'endort dans le calme du devoir rempli, laissant souvent à d'autres le bénéfice de la moisson dont il aura jeté la semence. Qu'importe? la conviction ne calcule guère ; et aussi, sans autre but que celui d'être utile, sans fausse humilité ni vaine ostentation , nous offrons au public ce mince opuscule , fruit de longues recherches et de travaux consciencieux.

Puisse-t-il rendre les services que nous en espérons ! Puisse-t-il éviter aux malades quelques-unes de ces imprudences dont nous avons été trop souvent le témoin, imprudences compromettantes pour leur santé, et dont les résultats rejaillissent sur un moyen thérapeutique riche de son passé , plus riche encore de son avenir.

DES BAINS DE MER.

L'emploi des Bains de mer, comme moyen thérapeutique, remonte à la plus haute antiquité. On peut
voir dans Pline les nombreux usages médicaux auxquels
on les appliquait, et les propriétés que l'expérience
avait fait constater dans l'eau de mer. Mais cette
notion, toute expérimentale, sans appui scientifique,
devait s'obscurcir avec le flambeau de la civilisation
romaine.

Sous l'influence des idées de l'École d'Alexandrie et
des Arabistes, les bains de mer furent abandonnés :
c'était alors le règne de la polypharmacie, de l'astro-
logie ; ils firent place aux combinaisons et aux formules
cabalistiques du Moyen-âge.

Le siècle de la Renaissance allait s'ouvrir. A la
servitude scientifique, au joug de l'autorité, allait
succéder le dogme du libre examen, et cette nouvelle
philosophie devait changer la face des sciences et de la
médecine ; car, ainsi que le dit très-bien M. Malgaigne :

« Quel que soit le dogme philosophique ou religieux
» sur lequel l'homme règle ses croyances ; qu'il s'en fie
» à ses sens ou à son imagination ; qu'il plie sous le
» joug de l'autorité ou qu'il se révolte au nom de la
» raison pure, vous verrez la médecine, dans sa sphère

» spéciale, marcher dans les mêmes voies, obéir aux
» mêmes impulsions, s'égarer dans les mêmes erreurs ;
» en un mot, la médecine a toujours été dirigée par
» la philosophie. »

En 1605, Bacon publie son livre sur l'avancement
des sciences. Il y foule aux pieds le principe de
l'autorité, fait table rase des travaux antérieurs, et
proclame, à l'exemple d'Hippocrate, l'expérience
comme la base unique des connaissances humaines.
« L'antiquité des temps », s'écrie-t-il, « est la jeunesse
» du monde, et puisque le monde a vieilli, c'est nous
» qui sommes les anciens. »

Sous l'impulsion de cette philosophie, la médecine
sortit enfin des ornières de l'ignorance et de la
superstition. Dédaignant désormais les théories spécu-
latives, elle ne reconnut comme vrais principes que
ceux qui reposaient sur des faits bien observés. Dès-
lors, la thérapeutique, qui est la science des indications,
la matière médicale, qui renferme les moyens propres
à les remplir, prirent un nouvel aspect. Cette méta-
morphose ne fut pas exclusivement produite par la
philosophie de Bacon.

La chimie était née, et cette nouvelle science,
balayant devant elle ces formules de moyen âge dont
aujourd'hui l'imagination s'effraie, leur substitua des
formules simples, précises, plus en harmonie avec les
dogmes de la science. Tout dans la nature devait
passer par le creuset des chimistes, et l'on demanda

aux eaux minérales le secret de leur composition. Bordeu ouvrit la marche. Jusqu'à lui, les causes qui donnaient à ces eaux leurs qualités exceptionnelles étaient essentiellement occultes ; désormais, la science va les reconnaître, et rattacher les modifications vitales qu'elles produisent à l'existence de tel ou tel principe minéralisateur.

C'est ainsi que l'on fut conduit à étudier l'eau de la mer, la source minérale par excellence. De nombreuses analyses en ont été faites, sans que la science ait encore tout découvert.

Les notions fournies par la chimie servirent de fondement à des essais thérapeutiques. On s'expliqua, dès-lors, ce qui pour les anciens avait été mystère ; leurs données expérimentales furent sanctionnées par la théorie. L'usage des bains de mer, repris d'abord en Angleterre, plus tard en Allemagne, s'introduisit en France, et ce fut par les soins de Delpech que fut fondé le premier établissement à Cette. Depuis lors, leurs effets thérapeutiques ont été étudiés par tous les praticiens, et l'expérience en a démontré la merveilleuse efficacité pour le soulagement et la guérison de mille infirmités.

Est-ce à dire que les bains de mer les guérissent toutes ? Nul n'oserait le prétendre. La médecine a, depuis long-temps, renoncé à la recherche d'une panacée universelle. Bien plus, comme tous les spécifiques, du reste, alors même qu'ils paraissent le mieux indiqués, ils ne réussissent pas toujours. Cette contingence justifie-t-elle, comme on l'a essayé, üne détraction systématique, une proscription presque absolue? Elle prouve seulement que, pour la cure d'une affection, il faut ténir compte de la lésion vitale, mais encore et surtout des différences de tempérament, d'idiosyncrasie, du mode particulier de sentir et de réagir ; en un mot, des mystères que la nature nous déroule et que la vie recèle dans son sein.

Il ne faut donc pas s'étonner si la médecine ne possède pas ce cachet de certitude absolue que l'on accorde aux sciences physiques. Ces sciences ne sont pas de même ordre ; les lois qui les régissent sont essentiellement différentes.

Si, depuis Hippocrate, la médecine semble avoir peu progressé ; si, aux yeux du vulgaire, elle est pleine d'incertitudes, ce ne sont certes pas les hommes de génie, dé labeur et de dévouement qui lui ont manqué. Depuis dix-huit siècles, quelle est la science qui pourrait en compter un plus grand nombre, et dont le martyrologe fût plus triste?

Mais la médecine est une science d'observation qui repose sur cette grande inconnue qu'on appelle la vie. Or, comme le dit Hippocrate, « l'art est long, la »vie est courte, l'occasion fugitive, l'expérience »incertaine, le jugement difficile. »

Il faut donc se tenir en garde contre toutes ces causes d'erreurs, inhérentes à la faiblesse de la raison humaine et aux difficultés de la science médicale ; savoir faire la part de toutes ces circonstances , si l'on veut rester dans le vrai , et apprécier avec rigueur une question litigieuse.

Pour établir les propriétés médicales de l'eau de la mer, ou mieux, pour s'expliquer les modifications vitales qu'elle imprime à l'économie, il est indispensable de jeter un coup-d'œil rapide sur ses propriétés physiques et chimiques. Cette étude sommaire nous donnera la clef de plusieurs phénomènes , et nous permettra de poser les indications.

La température de l'eau de la mer est loin d'être uniforme ; elle varie selon les latitudes , la profondeur, l'éloignement des rivages, l'exposition du pays , la configuration des plages. Elle est , en général, plus élevée que celle de l'eau ordinaire, ce qu'elle doit à sa densité plus forte, et par conséquent à sa plus grande capacité pour le calorique.

Sous les mêmes latitudes, l'eau de la Méditerranée est plus chaude que celle de l'Océan. Selon quelques observateurs, cette différence serait de 4 ou 5 degrés.

A Cette, la température moyenne est de 19 à 20 degrés pendant l'été. On a toutefois observé des températures extrêmes sous une atmosphère fortement chargée d'électricité.

Lorsque le vent souffle du large, l'eau est beaucoup

plus chaude que sous l'influence du vent du nord. Cette différence est surtout sensible à la sortie du bain. Le vent du nord, beaucoup plus sec, active l'évaporation, qui enlève au corps une plus grande somme de calorique dans un temps déterminé. Souvent à quelques mètres de distance on éprouve des changements notables de température. Ce phénomène tient-il à l'existence des sources maritimes? C'est probable ; dans tous les cas, le fait n'en existe pas moins.

D'après Bouillon, Lagrange et Vogel, la densité de l'eau de la mer serait de 1,0289. Elle serait plus forte dans la Méditerranée que dans l'Océan ; d'où il faudrait conclure à une différence proportionnelle dans la quantité de sels en dissolution : l'analyse chimique confirme cette induction.

Sa saveur est salée, froide, saumâtre, nauséabonde ; elle est moins prononcée à l'embouchure des fleuves. Nous verrons plus tard les conséquences de ce fait, et nous démontrerons l'influence fâcheuse du mélange des eaux douces avec l'eau salée sur la santé des riverains.

La composition varie aussi. Bouillon, Lagrange et Vogel, qui ont analysé l'eau de la mer à Dieppe, à Bayonne et à Marseille, ont obtenu, par évaporation, 36 millièmes de résidu de la première, 38 de la deuxième, 41 de la troisième.

Les chlorures de sodium, de calcium, de magnésium, le sulfate de soude, d'alumine, forment la base des principes minéralisateurs.

On y trouve encore des hydrochlorates de potasse, d'alumine, d'ammoniaque. Lichtenstein y a constaté l'oxyde de fer. La découverte du brôme, par M. Balard, a été un des plus beaux titres de ce célèbre chimiste.

Nous avons hâte, on le comprend, de sortir de cette froide nomenclature des propriétés physiques et chimiques de l'eau de la mer. Ce qui précède suffit pour constater sa nature, et déterminer la place qu'elle doit occuper dans la classification des eaux minérales. Il ressort néanmoins de cet exposé rapide une observation bien importante. L'examen comparatif de l'eau de l'Océan et de la Méditerranée nous a permis de constater, dans cette dernière, une température plus élevée, une densité plus grande, et, par concordance, une proportion plus grande de sels : différences très-importantes, si l'on veut diriger avec netteté et appliquer avec sagesse ce moyen puissant, ou proportionner son énergie aux effets que l'on veut obtenir. (Cazenave.)

Abordons actuellement l'étude des propriétés médicales de l'eau de la mer ; c'est surtout sous ce point de vue qu'elle doit nous intéresser.

Étudier son action et les modifications qu'elle imprime à l'économie ; signaler les avantages et les inconvénients qui peuvent résulter de son usage dans la série des diverses affections morbides ; en d'autres termes, établir par des faits et le raisonnement ses indications et ses contre-indications : tel sera le but de nos efforts. Pour l'atteindre avec plus de sûreté et éloigner le reproche d'exagération, nous serons le plus sobre possible de réflexions personnelles, et copierons, à l'occasion, les écrits des hommes les plus compétents et les plus désintéressés. Cela posé, abordons notre sujet.

Action physiologique des bains de mer à la température ordinaire (20 degrés).

Si, pendant les chaleurs de l'été, on se plonge dans la mer, le premier phénomène que l'on constate est une sensation de froid. Cette sensation varie suivant une foule de circonstances, parmi les plus importantes desquelles il faut noter le tempérament, l'idiosyncrasie, l'âge, le sexe de celui qui l'éprouve. C'est ainsi qu'un individu nerveux trouvera froid un bain qu'un autre individu, d'une constitution où domine l'appareil locomoteur, ne trouvera que frais ou même tempéré. M. Cazenave cite le fait d'une jeune dame pour qui un bain à 18 degrés était un bain très-chaud.

En général, l'extrême sensibilité des femmes et des enfants, la faiblesse des vieillards exaspèrent la sensation de froid. Cette sensation est moins vive, le frisson moins violent, quand la totalité de la poitrine est submergée, que si l'eau ne monte qu'au niveau du diaphragme.

Un moyen bien simple pour diminuer l'impression pénible du bain, est de s'y plonger brusquement. Nous ne saurions trop recommander aux baigneurs qui savent nager, d'entrer dans l'eau en plongeant : non-seulement on évite alors la sensation du froid, mais on se met à l'abri de ces violentes céphalalgies qui résultent d'une congestion passagère du cerveau. Quant aux personnes qui ne peuvent se livrer à cet exercice, elles feront bien de se mouiller la tête avant d'entrer dans le bain.

Du reste, au bout de quelques jours, le corps se familiarise avec la température du liquide ; l'habitude amortit l'impression. Ce phénomène est surtout remarquable chez les guides qui accompagnent les baigneurs, et surtout chez les jeunes mousses, qui, dès le mois de mai, peuvent impunément rester plusieurs heures dans l'eau, en attendant qu'une main bienveillante leur jette au fond du port une pièce de monnaie qu'ils vont chercher en se débattant.

Si le plaisir et l'habitude émoussent la sensation du froid, la répugnance et la crainte l'exaspèrent ; de sorte que c'est bien moins par le thermomètre que par l'impression vitale qu'il faut juger de la température du bain, puisque l'effet produit est en rapport avec le mode de sensation.

En général, la peau devient froide, le visage pâle, la tête lourde ; l'épigastre et le thorax semblent comprimés ; le pouls s'accélère, le cœur palpite, la

respiration est rapide, la perspiration cutanée sus-
pendue, l'urine abondante, pâle, ténue ; le corps
semble avoir diminué de volume.

Chez quelques individus très-impressionnables, on
observe des contractions organiques du derme et des
muscles locomoteurs, un affaiblissement de la circulation artérielle. On a vu, chez des personnes très-
nerveuses, de véritables convulsions provoquées par
un trop long séjour dans un bain froid.

Bientôt la scène change. A peine sorti de l'eau, le
froid cesse, la peau devient chaude, la face se colore,
la respiration s'élargit, le pouls bat avec force et
régularité, la circulation capillaire est plus active.
Le calme rétabli, on se sent agile, dispos, quelquefois
un peu fatigué ; presque toujours on éprouve un
appétit fort vif.

Tels sont les phénomènes physiologiques produits
par les bains de mer.

Comme on peut en juger, ils ont la plus grande
analogie avec l'accès fébrile. La similitude est surtout
frappante, si on les compare aux effets du traumatisme.
Dans les deux cas, l'organisme a été brusquement
impressionné par une cause matérielle qui lui est
étrangère. Cette cause agit d'abord sur la sensibilité,
non-seulement sur la sensibilité de conscience en vertu
de laquelle nous jugeons et analysons les sensations
produites, mais encore la sensibilité inhérente à la
matière vivante, soit que l'on considère cette force

sensitive comme un mode ou un attribut du principe
vital qui met en jeu des forces motrices indépendantes
de la volonté, et sous l'influence desquelles se produisent les phénomènes de la première période. Ce qui
la caractérise, c'est l'affaissement, la concentration des
forces, l'exaltation de la sensibilité. Tant qu'elle dure,
l'harmonie d'action des principaux centres est troublée;
l'état spasmodique domine. Si cet état se prolongeait,
la vie serait menacée : d'où le salutaire conseil de sortir
du bain, quelle qu'en ait été la durée, dès que les
phénomènes de concentration se manifestent avec une
certaine énergie. Bientôt les forces vitales, un moment
affaissées, se réveillent et déterminent une série de
phénomènes inverses. La promptitude, l'énergie de
cette réaction est en rapport direct avec l'état des
forces. Quant à la loi en vertu de laquelle la réaction
s'opère, il faut la rechercher dans l'essence même de
la vie, considérer l'ensemble des phénomènes constitutifs comme un acte d'autocratie du principe vital.
L'harmonie est troublée ; par son essence même, il
tend à la rétablir. Ses actes ne sont pas libres ; ils ne
sont pas des résultats réfléchis. Le principe vital agit
toujours en conformité d'une idée : cette idée, c'est
l'harmonie. Agir harmoniquement et nécessairement,
telle est sa loi. Pour faire cesser la période nerveuse,
il surexcite l'activité circulatoire, et les spasmes se
résolvent :

« *Sanguis moderator nervorum.* » (Hippocrate.)

2

Il faut donc reconnaître que cette réaction, loin d'être un fait morbide, est, au contraire, un acte éminemment conservateur. C'est une synergie utile, à laquelle se rattachent essentiellement les modifications avantageuses qui résultent de l'usage des bains froids sous leur influence. « La circulation artérielle se » développera aux dépens des systèmes veineux et » lymphatique. L'action nerveuse, excitée par les efforts » répétés auxquels elle est obligée, en acquerra un » mouvement plus intense, plus habituel, plus régulier : » de là, une nutrition plus active, une impulsion ferme » et progressive donnée à la santé, impulsion qui, » imprimée dès l'enfance, étendra souvent ses effets » sur toute la vie de l'individu. » (A. Cazenave.)

Si, de ces considérations physiologiques, nous cherchons à déduire les propriétés générales des bains froids, nous verrons que, considérés en eux-mêmes, ils sont essentiellement sédatifs ; ils agissent sur l'ensemble des forces, les dépriment, les étouffent, et ne tarderaient pas, s'ils étaient prolongés, à pro- duire de graves accidents. Est-il nécessaire de rappeler le nombre des victimes du froid pendant la guerre de Crimée? Qui ignore aujourd'hui les vertus des irrigations froides comme moyen préventif de l'inflammation, vertus si réelles que Percy ne craignait pas de dire « qu'il » abandonnerait l'exercice de la chirurgie s'il était privé » de ce puissant sédatif. » Comment s'expliquer, dès- lors, l'opinion de M. Malgaigne? Qu'il s'élève contre l'abus que font certains chirurgiens des irrigations froides, il a parfaitement raison. Nous pourrions rapporter quelques observations bien curieuses, si le rire pouvait être permis en matière si grave. Mais que M. Malgaigne s'attaque à la méthode, cela n'est pas croyable. Quoi qu'il en soit, ses critiques prouvent une fois de plus l'action sédative des bains froids. Considérés dans leurs effets consécutifs, ils sont essentiellement toniques par la réaction qu'ils appellent; mais cette réaction est un acte vital : ce sont toujours les forces qui l'accomplissent. Il faut donc s'assurer, avant de prescrire des bains froids, si le malade possède une somme de forces radicales suffisante pour réagir contre l'action sédative, sous peine d'obtenir un affaiblissement plus grand encore. Nous avons vu conduire aux bains de mer un très-jeune enfant, malingre, étiolé; mais à peine dans l'eau, il s'opéra un collapsus si profond, que sa mère le crut mort : d'énergiques frictions, quelques infusions théiformes légèrement éthérées, l'enveloppement dans une couverture de laine bien chaude, le rappelèrent à la vie. Si nous n'eussions trouvé toutes ces ressources dans l'établissement même, il est fort douteux que le résultat eût été aussi satisfaisant, et la mère eût expié, peut-être bien cruellement, son péché d'ignorance.

Il faut aussi proportionner la durée du bain à l'état des forces, puisque l'action sédative est en rapport avec le temps pendant lequel elle s'exerce. Tel individu peut supporter impunément un bain d'une heure, et tel autre, dans des conditions différentes, ne saurait y rester sans danger dix minutes ou un quart d'heure.

En général, la durée des premiers bains doit être fort courte. Chez quelques personnes même, deux ou trois immersions suffisent pour provoquer une salutaire réaction; mais à mesure que le corps s'habitue, que la sensibilité s'émousse, on les prolonge davantage. Cette méthode est la plus sûre, et met à l'abri de tout accident; elle est surtout applicable chez les individus faibles et cacochymes. Ils ne doivent user des bains froids qu'avec prudence, et surveiller bien attentivement la réaction, puisque c'est dans elle exclusivement que reposent leurs effets toniques. Généralement elle s'établit, après le bain de mer, avec d'autant plus de facilité que les sels en dissolution sont eux-mêmes doués de propriétés excitantes.

Cette action des particules salines ne saurait être révoquée en doute. Il est d'expérience que les pêcheurs, qui, par état, sont exposés à la pluie et au contact de l'eau de la mer, souffrent bien moins quand ils sont mouillés par cette dernière. Cette vérité est même passée en proverbe : « L'eau de mer ne donne pas des douleurs. »

Buchan rapporte des exemples, empruntés à divers auteurs, de marins naufragés qui, pour se soulager de l'eau de pluie qui imprégnait leurs vêtements, se réchauffaient en les trempant dans l'eau de mer.

Le docteur Currie a constaté que les individus
plongés dans cette dernière supportaient plus long-
temps le froid que les individus qui se baignaient
dans l'eau douce à égale température, et que la
réaction était plus prompte et plus forte chez les
premiers. Néanmoins, les malades très-impressionnables, les femmes prédisposées aux accidents hystériques, feront bien de préluder à l'action directe de
la mer par quelques bains légèrement échauffés,
à 25 degrés, par exemple, et de diminuer progressi-
vement jusqu'au niveau ordinaire de l'eau. Cette
pratique aura non-seulement l'avantage de préparer
le malade, mais encore de tâter, pour ainsi dire, son
mode réactionnel. Si, après le bain ordinaire, la
réaction est nulle ou insuffisante, il faut la provoquer,
l'exciter par tous les moyens possibles. Or, parmi ces
moyens, il n'en est pas de plus efficace que l'exercice;
la marche est préconisée par M. Fleury.

Mieux inspirés, les Directeurs des Bains de mer,
à Cette, ont établi un gymnase dans l'enceinte même
de leur Établissement, et cette heureuse innovation,
bien incomplète sans doute, secondera admirablement
l'action des bains en favorisant la réaction.

Une petite pharmacie, au service des baigneurs,
permet d'administrer les secours immédiats.

L'Établissement possède, en outre, pour les cas les
plus graves, une caisse de secours, où se trouve
réuni ce qui est nécessaire pour combattre rapidement

les accidents qui pourraient survenir. Un médecin inspecteur, imposé par l'Autorité et payé par la Direction, se tient au service des malades. Tout a donc été prévu et calculé dans l'intérêt des baigneurs et dans la plus large limite de la prudence humaine.

Action physiologique des bains de mer chauds.

Lorsque la température de l'eau est artificiellement portée à 25 ou 30 degrés, l'immersion dans le bain fait éprouver une sensation de chaleur douce et agréable, qui semble se répéter sur les viscères et qui produit un sentiment de bien-être remarquable. On observe une expansion des liquides de l'économie ; ils tendent à se porter vers la surface de la peau. Celle-ci s'adoucit, devient plus impressionnable. On éprouve quelquefois des battements de cœur, une constriction de la poitrine, surtout dans le moment de l'immersion ; mais ces phénomènes sont passagers. On ressent d'autres fois des bouffées de chaleur du côté de la tête ; la face devient rouge, se recouvre de sueur. Pendant le bain, les facultés absorbantes sont singulièrement exaltées.

Falconnier porte à trois livres par heure la quantité d'eau qui peut être absorbée par un adulte dans un bain tempéré : aussi éprouve-t-on de fréquentes envies d'uriner ; l'urine est abondante, claire et limpide.

Chez certains individus irritables, les bains de mer chauds déterminent, même au début, une excitation de la peau; elle rougit, s'injecte après un certain nombre de bains, et si la température est portée à 30 degrés, la circulation capillaire acquiert une nouvelle énergie; l'irritation de la peau augmente; elle se recouvre souvent de boutons, plus ou moins confluents, qui donnent lieu à un prurit désagréable.

Cette irritation de la peau retentit quelquefois sur les viscères. Nous avons observé du ténesme, de la dysurie, accidents passagers, et qui disparaissent sous l'influence de quelques bains d'eau douce.

Dans une brochure remarquable publiée par M. Quissac, l'auteur nie l'action des bains de mer chauds. D'après lui, l'eau de mer à 27 degrés n'a plus aucune vertu.

Cette proposition d'un esprit aussi judicieux a dû nous étonner, avec d'autant plus de raison qu'elle est infirmée par l'observation la plus rigoureuse.

Est-ce qu'il existe entre la température de l'eau et sa composition chimique des rapports variables? Si on élève la température, il est incontestable que les bains de mer perdent leurs propriétés toniques; mais les sels sont-ils décomposés? Pour la plupart ils sont fixes, et résistent à l'action de 27 degrés de calorique.

Mais si les propriétés toniques sont affaiblies, l'action spécifique des molécules salines sera d'autant plus grande, que la température, plus douce, favorise l'absorption et permet de rester plus long-temps dans le bain.

Nous sommes donc convaincu que l'on peut, dans certaines limites et suivant les indications, modifier les propriétés physiques de l'eau de la mer. Notre conviction est d'autant plus forte qu'elle s'appuie sur un fait naturel.

Les eaux de Bourbonne ont avec l'eau de la mer la plus grande analogie chimique. Dans les deux, le chlorure de sodium est la base principale ; dans les deux, on trouve des bromures de potassium, de la magnésie, des sulfates de chaux et de soude, des chlorures de calcium, du brome, de l'iode, &c., &c.; seulement la température diffère. Tandis que l'eau de la mer possède à peine 20 degrés, les eaux de Bourbonne en ont 60. Élevez l'eau de la mer à cette température, et elle jouira, à peu de chose près, des propriétés des eaux de Bourbonne.

A l'appui de cette opinion, écoutons celle du professeur Trousseau : « Quelques eaux minérales, les eaux de »Bourbonne, par exemple, ont pour principe minéra- »lisateur le chlorure de sodium, qui y est contenu en »quantité beaucoup moindre que dans l'eau de la mer. »Ces eaux, d'ailleurs, ont la même influence que les »bains de mer chauds [1]. »

Que conclure? Que M. Trousseau avance légèrement

[1] Trousseau, Traité de thérapeutique, T. II, p. 809, 1844.

un fait ! C'est improbable ; sa haute position scientifique est pour nous une garantie.

Que les eaux de Bourbonne ne jouissent d'aucune vertu , ce qui est contraire à l'expérience.

Que les bains de mer chauds possèdent des propriétés médicamenteuses.

D'après le même auteur, les bains de mer chauds agissent par le calorique comme excitant général , en même temps que , par les sels qu'ils contiennent, ils stimulent vivement la peau. Il les conseille dans tous les cas où existe une débilité profonde, dans la goutte atonique , les maladies scrofuleuses, &c., &c.

. « Quand on les donne en douches , ils excitent for- »tement la peau sur laquelle elles sont appliquées , et »l'excitation révulsive qui s'ensuit agit utilement pour »modifier les phlegmasies qui occupent les articulations »et la continuité des membres, et qui reconnaissent »pour cause principale l'affection rhumatismale [1]. »

D'après **MM.** Guersent et Gaudet, les eaux d'Ischel en Autriche, d'Ischen en Magdebourg, sont très-actives lorsqu'elles sont chaudes , au moins aussi efficaces que celles de Bourbonne dans les paralysies, les débilités musculaires , les scrofules; *elles sont comparables , par leur manière d'agir, aux bains d'eau de mer chauffés artificiellement* [2].

---

[1] Trousseau et Pidoux, *loc. cit.*, p. 809.
[2] Dict. de méd., T. XI, p. 111.

« Le bain de mer chauffé doit être prescrit toutes
»les fois que le malade ne peut être exposé à la mer,
»soit à cause de son âge et de sa timidité, soit à cause
»de la nature même de sa constitution et de sa maladie. »
(A. Cazenave.)

BAINS DE MER A LA LAME.

Lorsque la mer est agitée, aux effets physiologiques
de l'immersion se joignent les effets de la percussion
produite par les vagues : la lame qui se brise sur le
corps du baigneur produit un choc, une espèce de mas-
sage, de flagellation, souvent très-difficiles à supporter.

Pris dans ces circonstances, le bain de mer est
très-énergique ; il rend la peau douloureuse, donne
souvent lieu à des courbatures. Son action tonique et
excitante est d'autant plus prononcée, que la force
d'impulsion des vagues est plus grande.

Mais comme cette impulsion est excessivement variable de sa nature, il était impossible de faire subir aux
malades un traitement méthodique, et l'on comprend,
dès-lors, que l'art ait cherché à régulariser cette action
et à la graduer suivant les circonstances. L'emploi des
douches, comme agent hydrothérapique, joue aujourd'hui un trop grand rôle pour nous dipenser d'en
dire quelques mots.

DOUCHES.

Leur usage en thérapeutique ne remonte pas à une époque bien reculée, et pendant fort long-temps leur emploi a été tout-à-fait empirique. Ce n'est que depuis l'introduction de l'hydrothérapie que nous avons sur le mode d'agir des douches, sur leurs indications, des données rationnelles et scientifiques.

Leur principe repose sur l'action des bains de mer à la lame. C'est une colonne d'eau froide ou chaude que l'on fait tomber sur une partie du corps ; seulement, la force d'impulsion peut être calculée et proportionnée aux indications que l'on veut remplir.

Suivant la direction du tuyau, on dit que la douche est ascendante, descendante, latérale. Suivant la forme de l'embout terminal, on obtient des douches à jet continu, en pluie, en nappe, en affusions.

Quelle que soit la température du liquide, la direction de la douche, si l'on soumet à son action une partie quelconque du corps, on observe des phénomènes à peu près identiques quant à leur nature, mais d'une intensité variable.

La partie sur laquelle frappe la douche éprouve une dépression subordonnée à la résistance de sa texture et à la pesanteur de la colonne d'eau, elle devient rouge, la circulation capillaire se développe et acquiert une nouvelle énergie.

Si l'eau est chaude, ces phénomènes sont immédiats et proportionnés à la température et à la composition du liquide ; tandis que, si l'eau est froide, le premier phénomène de la douche est un ralentissement de la circulation, un affaissement des propriétés vitales ; la peau devient pâle et froide, non-seulement dans le point percuté, mais encore à une certaine distance. Bientôt la réaction commence, et l'on observe alors les mêmes phénomènes qu'avec l'eau chaude.

La rougeur et la chaleur de la peau s'accompagnent souvent de symptômes d'une excitation locale très-prononcée, à la suite de laquelle il n'est pas rare d'observer des éruptions de diverse nature qui donnent lieu à un prurit incommode et quelquefois à une véritable douleur.

De ces données physiologiques, nous pouvons conclure que l'eau de la mer sous forme de douches est éminemment stimulante, qu'elle produit une forte excitation sur les parties.

Nous verrons plus tard les avantages de leur emploi en thérapeutique.

EAU DE MER A L'INTÉRIEUR.

CE n'est pas seulement à l'extérieur, sous forme de bains et de douches, que l'eau de mer est employée ; on l'a donnée à l'intérieur, et, d'après Cazenave, administrée comme médicament interne, elle n'est pas assez généralement prescrite.

A de fortes doses, de deux à quatre verres, elle purge énergiquement.

A la suite de l'emploi de ce moyen comme purgatif, M. Lalesque cite plusieurs cas de guérison d'hydropisie.

Pour obtenir les meilleurs résultats et diminuer son action trop énergique, Buchan conseille de prendre une pinte d'eau de mer en deux fois : une moitié en se couchant, l'autre moitié le matin à jeun. « L'eau »de mer, prise de cette manière, n'apportera aucun »dérangement pendant la nuit et produira tout l'effet »qu'on en attend, sans occasionner l'altération qui »en résulterait si on prenait toute la dose à la fois. » (Buchan.)

En Angleterre, on emploie encore l'eau de mer à titre de fondant, à la dose d'un verre le soir, soit pure, soit coupée avec du lait ; elle entretient, sans purger, la liberté du ventre et active toutes les fonctions. Ce n'est pas seulement comme révulsif qu'elle agit ; son action est spéciale et tonique.

Buchan, Russel, Lalesque vantent son efficacité comme vermifuge, contre l'ictère, les affections para- lytiques, les affections chroniques du foie, les coliques néphrétiques.

D'après Biett, quelques formes rebelles de prurigo, de lichen, sont avantageusement modifiées par l'usage de l'eau de mer prise à l'intérieur. Les tempéraments mous, lymphatiques, peuvent surtout en retirer de grands avantages. Elle ne saurait convenir aux individus d'une constitution bilieuse, irritable, phthisique, ni dans les maladies qui s'accompagnent d'un mouvement fébrile.

A petite dose, l'eau de mer, loin d'amaigrir, augmente la vigueur et l'embonpoint, effet surtout remarquable dans le cas de chlorose. M. Cazenave, à qui nous empruntons tous ces détails, conseille de ne faire usage que de l'eau de mer puisée à quelque distance du rivage et à une certaine profondeur ; « elle est alors »bien plus facilement supportée que celle que l'on »recueille sur la côte ¹. »

Enfin, il n'est pas jusqu'à l'atmosphère maritime qui ne puisse exercer une influence salutaire. D'après Buchan, l'atmosphère maritime contient beaucoup moins d'acide carbonique ; il est beaucoup plus pur, bien que saturé de particules salines. Il cite des exemples de guérison d'affections catarrhales opiniâtres par le seul fait de la respiration de l'air de la mer. L'excitation qu'il détermine sur l'appareil respiratoire ne saurait être mise en doute ; elle a été notée par tous les auteurs qui ont étudié avec soin cet agent thérapeutique.

¹ A. Cazenave, Dict. de méd., T. XIX, p. 535.

Nous connaissons les effets physiologiques des Bains de mer; nous pouvons donc, dès à présent, établir les indications et les contre-indications au point de vue des tempéraments, des idiosyncrasies, des diathèses, de l'âge, du sexe, &c. De cette étude générale, il nous sera facile de descendre aux maladies particulières, et d'indiquer les modifications thérapeutiques pour chaque cas morbide individuel.

L'homme, en tant qu'être organisé, peut se diviser en deux grandes fonctions : la nutrition et la sensibilité. Comme organes correspondants, nous avons le sang et les nerfs.

Un état normal absolu suppose un équilibre parfait dans les actes nerveux et circulatoire. L'on peut dire avec Galien que la santé est une harmonie d'action des principaux centres; mais cette santé absolue est un mythe. On observe toujours une prédominance de l'une des grandes fonctions, prédominance compatible avec une santé relative et qui constitue le tempérament. Rien d'anormal encore; mais que le tempérament se dessine à grands traits, la prédisposition se développe, et bientôt sous l'influence d'une cause occasionnelle celle-ci se traduit par des actes morbides, dont les symptômes constitutifs essentiels seront frappés au coin du tempérament.

La nutrition n'est pas un acte simple ; elle se compose d'une série de divers phénomènes, marchant tous par diverses voies vers l'unité du but. Ces divers phénomènes peuvent être rangés sous des lois secondaires , en systèmes particuliers, et dont la prédominance, imprimant à l'ensemble de la nutrition des caractères assez tranchés, constituera de véritables tempéraments. Nous avons donc à étudier l'action des Bains de mer dans les quatre tempéraments généraux : tempérament sanguin, bilieux, lymphatique, nerveux.

Tempérament sanguin.

Nous avons démontré qu'un des résultats physiologiques des Bains de mer était de relever les forces du système circulatoire et de tonifier l'état général. On ne saurait donc, sans imprudence, les conseiller à des individus doués d'un tempérament sanguin ; ils ne feraient qu'accroître sa prédominance naturelle, et cette suractivité ne tarderait pas à se traduire par des actes morbides, ou à donner à ceux qui existent déjà une nouvelle énergie. Gardons-nous toutefois d'une proscription absolue. L'eau froide, avons-nous vu, jouit par elle-même d'une grande propriété sédative. Dans les maladies dépendantes du système sanguin, on peut mettre à profit cette propriété ; mais à la condition de prolonger assez l'immersion pour éviter la réaction consécutive. Que cette méthode puisse être

employée avec avantage dans les établissements hydro-
thérapiques spéciaux, c'est possible ; mais, dans l'état
actuel de nos Établissements de Bains de mer, elle
serait plus nuisible qu'utile.

Giannini, dans un ouvrage remarquable publié en
1805, et dans lequel il se montre très-chaud partisan
de l'hydrothérapie, se demande si les immersions
froides sont applicables aux maladies inflammatoires ; il
conclut par la négative. Depuis cette époque, quelques
praticiens n'ont pas craint de les prescrire dans les
pneumonies, le rhumatisme articulaire aigu, la fièvre
typhoïde, &c., &c.

En somme, sans nier les succès publiés par
M. Fleury, nous croyons qu'il serait imprudent de
prescrire des bains froids à des individus pléthoriques ;
que, pour le traitement des maladies inflammatoires,
mieux vaut encore la route tracée par l'expérience des
siècles que les incertitudes d'une méthode nouvelle,
dont on proclame bien haut les succès, mais sur les
insuccès de laquelle on garde un profond silence.

Tempérament nerveux.

Les raisons qui nous font proscrire les Bains de mer
dans le tempérament sanguin, nous engagent à pro-
clamer leur efficacité dans le tempérament nerveux et
dans les maladies qui s'y rattachent.

Dès la plus haute antiquité, on avait reconnu l'antagonisme de ces deux tempéraments : « *Sanguis
moderator nervorum.* » C'est avec ces trois mots, et il
y a trois mille ans, qu'Hippocrate fondait sur les bases
inébranlables de l'observation le traitement rationnel
des affections nerveuses. Non-seulement en augmentant
l'énergie du système sanguin, les Bains de mer modifient l'état nerveux; mais la fièvre rationnelle qu'ils
provoquent à différents degrés, est toute-puissante
pour résoudre les spasmes.

Hippocrate, dont le génie semble avoir deviné plus
encore qu'il n'a observé, a gravé dans ses Aphorismes
quelques sentences éternellement belles, parce qu'elles
reposent sur la vérité :

« La fièvre qui survient dans les convulsions ou
»dans le tétanos dissipe la maladie[1].

» Les douleurs de l'hypochondre sans inflammation
»se dissipent s'il survient de la fièvre[2]. »

Or, il faut remarquer que les anciens faisaient de
l'hypochondre le siége des maladies nerveuses; et, de
peur qu'on ne se méprenne sur la nature de ces douleurs, Hippocrate a bien soin d'ajouter : « douleurs sans
inflammation. »

Enfin, généralisant davantage sa pensée, dans
aquelle son génie semble se complaire, et comme
corollaire du *Sanguis moderator nervorum*, Hippocrate

[1] Aphor. 5, liv. 4.
[2] Aphor. 40, liv. 6.

grave cet autre aphorisme : « *Febris spasmos solvit.*
— La fièvre rompt le spasme. »

Quelle admirable pensée qui résume en trois mots
le traitement de la plupart des affections nerveuses !
A-t-on jamais rien écrit de plus remarquable ?

Les accidents spasmodiques, plus ou moins, bizarres,
insolites, ou qui se reproduisent quelquefois par le seul
fait de l'habitude, seront donc combattus par les Bains
de mer, qui provoquent la fièvre, impriment à l'organisme, aux mouvements vitaux une direction opposée,
activent le système circulatoire, favorisent la digestion,
augmentent la plasticité du sang, et rompent enfin
les habitudes acquises.

Leur efficacité est si grande, que Giannini ne craint
pas d'avancer « que les immersions froides sont le seul
»remède des affections nerveuses essentielles. »

D'un autre côté, M. Quissac soutient « que les
»individus doués d'un tempérament nerveux supportent
»mal les bains de mer, parce qu'ils n'ont pas une
»somme de forces radicales pour réagir contre l'action
»dépressive du froid. »

Cette raison nous paraît peu admissible, plus théo-
rique que sanctionnée par l'expérience.

Si la température de la mer était de 10 à 12 degrés,
l'observation aurait plus de valeur; mais, à 20 degrés,
l'action du froid est beaucoup moins à craindre ; on
peut toujours, du reste, en modifier l'intensité en
diminuant la durée du bain.

A l'encontre de M. Quissac, nous pourrions citer un très-grand nombre de faits personnels ; nous préférons en appeler à des autorités plus compétentes.

Nous avons cité l'opinion de Giannini.

Tissot recommande le bain froid contre les maladies nerveuses, et le proclame le premier des toniques par sa puissance et par les avantages qu'il a sur tous les autres ; il l'indique comme un des meilleurs remèdes contre l'épilepsie.

Grimaud signale l'action anti-spasmodique de l'eau froide et la démontre par un exemple [1].

Currie a employé avec succès les bains froids dans plusieurs affections convulsives, telles que le tétanos idiopathique, le rire sardonique, le trismus, les convulsions des enfants, les attaques hystériques.

Récamier prescrivait avec avantage les bains froids dans les névralgies, les névroses.

Guersent soutient que « les bains froids sont un des »moyens thérapeutiques les plus précieux dans une »foule de maladies, comme dans la chorée, la chlorose, »l'affaiblissement des facultés physiques et morales qui »résultent de la masturbation, et dans certaines para- »lysies [2]. »

D'après Gaudet, les névralgies, les céphalées, les hémicranies sont guéries par les Bains de mer [3].

[1] Traité des fièvres, T. II, p. 407.
[2] Dictionnaire de médecine, T. XI, p. 112.
[3] Cazenave, Dictionnaire de médecine, T. XIX, p. 542.

D'après Cazenave, certaines palpitations nerveuses du cœur sont heureusement modifiées par les Bains de mer.

Rien de plus explicite que l'opinion de M. Trousseau :

« Or, il est d'expérience que l'excitation fébrile est
» en quelque sorte incompatible avec les spasmes ; aussi
» ne devons-nous pas être étonnés que les bains de
» mer soient un des meilleurs moyens à opposer aux
» affections spasmodiques. Les faits démontrent, en
» effet, que les personnes nerveuses se trouvent bien
» de cette médication [1]. »

Quelque avantageux que soient les Bains de mer, gardons-nous de croire que la guérison soit l'affaire d'un jour. Modifier les conditions vitales qui constituent l'individualité de chaque être est un problème long et difficile, et dont la solution exige le concours non-seulement de la thérapeutique, mais de toutes les ressources de l'hygiène. Les difficultés sont d'autant plus grandes que le tempérament est congénial, et que l'individu s'éloigne davantage de l'époque de la puberté. Dans l'âge mûr, les révolutions vitales et organiques s'opèrent lentement, et les modificateurs les plus énergiques sont souvent impuissants.

A la suite des premiers bains de mer, on observe quelquefois chez les individus nerveux une surexcitation générale, une insomnie fatigante, des crispations, des

[1] Traité de thérapeutique.

impatiences. A l'encontre de l'opinion accréditée, nous ne saurions voir dans ces faits une contre-indication : il suffit, pour les voir disparaître, d'alterner les bains de mer avec quelques bains d'eau douce, simples ou gélatineux. Sous leur influence, l'irritation cutanée produite par l'eau salée se dissipera, et bientôt, l'habitude s'établissant, les Bains de mer seront parfaitement supportés.

Des considérations qui précèdent découlent naturellement des applications très-importantes.

Les personnes nerveuses doivent, surtout au début, prendre des bains de très-courte durée ; elles éviteront ainsi les inconvénients, voire même les dangers d'une dépression trop grande ou d'une excitation trop vive. Pour plus de sûreté, elles prendront d'abord des bains mitigés et légèrement chauds. Au bout de quelques jours et suivant la susceptibilité individuelle, elles entreront dans la mer. La durée du bain sera d'autant plus courte que l'eau sera plus froide : dans ces cas, il suffit de quelques immersions pour provoquer une réaction salutaire. Si celle-ci tardait à se produire, s'il survenait un état spasmodique, les malades prendront avec avantage une infusion théiforme rendue plus active par l'addition de quelques gouttes d'éther. A défaut d'éther, un cordial quelconque remplit l'indication. Des frictions sur la peau avec de la flanelle sèche ou imbibée de substances stimulantes, l'enroulement dans une couverture de laine chaude sont les moyens les plus simples et les plus rationnels. En général, les accidents sont plus effrayants que dangereux; ils se dissipent dès que la réaction commence.

Pendant leur séjour sur le littoral, les personnes nerveuses doivent éviter les émotions vives et pénibles, les occupations sédentaires, les lectures qui agissent sur l'imagination et qui surexcitent le système nerveux.

L'action des Bains de mer sera surtout favorisée par un régime tonique, par les promenades au grand air, au soleil même, dût le teint en être altéré.

Aux eaux, il ne faut apporter avec soi « ni le souci » des affaires; ni l'amertume des passions, ni la fatigue » des devoirs sociaux, ni les embarras de la vie domes- » tique; il faut vivre pour soi d'une vie toute nou- » velle, toute matérielle, de cette vie peu intellectuelle » qui convient si bien à la santé [1]. »

Se bien nourrir, se coucher de bonne heure, se lever de grand matin et s'ennuyer le moins possible : telles sont les conditions hygiéniques les plus favorables à la généralité des baigneurs et aux personnes nerveuses en particulier.

Tempérament bilieux.

Le tempérament bilieux n'offre, par lui-même, ni indication positive, ni contre-indication formelle à l'usage

[1] Trousseau, *loc. cit.*

des Bains de mer. Ce n'est que tout autant qu'il se trouve lié à la faiblesse ou combiné au tempérament nerveux, qu'il peut être efficacement modifié par les bains salés. Or, cette combinaison est fréquente ; les affections nerveuses hypochondriaques se rattachent très-souvent à des troubles nutritifs provoqués par l'exagération fonctionnelle du système hépatique ou par des lésions organiques du foie, de la rate, &c. Dans ces cas, bien que symptomatiques, ces névroses seront avantageusement combattues par les Bains de mer, soit que l'on étudie leur action sur l'élément nerveux, soit qu'on les considère comme modificateurs locaux : nous reprendrons plus tard ce sujet important.

Tempérament lymphatique.

Ce tempérament, essentiellement constitué par la prédominance des sucs blancs de la lymphe, se traduit à l'extérieur par des signes irrécusables de faiblesse générale. La peau est blanche, légèrement rosée ; les yeux sont bleus, les cheveux blonds ; la structure du corps ne présente pas chez l'homme ce cachet caractéristique de la force, de la vigueur ; les membres, arrondis, potelés par l'abondance du tissu cellulaire, ont beaucoup de rapport avec ceux de la femme.

Ce tempérament lymphatique, généralement héréditaire, endémique chez certains peuples, est singulièrement favorisé par les habitudes sédentaires, par un séjour dans les lieux bas et humides, par une nutrition végétale. Lorsque toutes ces circonstances se trouvent réunies, la prépondérance du tempérament se développe, s'exalte et devient la source d'un grand nombre d'affections dont l'anémie est le caractère essentiel. « Un tempérament fortement prononcé est comme un » premier pas vers une classe déterminée de maladies, » et c'est en quelque sorte une première nuance de » l'état morbide. » (Dubois d'Amiens.)

Sous l'influence du tempérament lymphatique, on constate une prédisposition aux nombreuses altérations de sécrétions catarrhales, aux écoulements asthéniques, aux affections et aux dégénérescences scrofuleuses, aux troubles d'exhalation, aux hydropisies passives, et les autres maladies affecteront toujours dans leur marche une tendance remarquable à l'état chronique.

Pour apprécier rigoureusement dans ce cas l'action bienfaisante des Bains de mer, il faut se rendre compte du rôle que joue le sang dans le tempérament lymphatique.

Or, toutes les expériences, principalement celles de MM. Andral et Gavarret, démontrent invinciblement que, dans ce tempérament, le sang est relativement pauvre en globules; que le système capillaire est peu développé, peu contractile. En un mot, ses caractères sont si diamétralement opposés à ceux qui appartiennent au tempérament sanguin, que quelques auteurs l'ont considéré comme une négation de ce dernier, et l'ont appelé *tempérament négatif.*

MM. Baudelocque et Guersent ont parfaitement démontré que le tempérament lymphatique résultait d'un vice de nutrition et de l'hématose. On comprend dès-lors l'heureuse modification que produisent les Bains de mer, si l'on se rappelle l'influence qu'ils exercent sur ces deux grandes fonctions.

Nous pouvons donc conclure :

Qu'utiles dans le tempérament nerveux et bilieux, très-efficaces dans le tempérament lymphatique, les Bains de mer sont contre-indiqués chez les individus doués d'un tempérament sanguin.

Bornée à ces considérations générales, notre étude serait trop incomplète ; les indications fournies par les divers tempéraments sont très-importantes sans doute, mais ne sauraient suffire. Il faut aussi tenir compte de l'âge, du sexe, des idiosyncrasies, pour juger de l'opportunité d'une médication. Les impressions du jeune âge ne sont pas les mêmes que celles de l'âge adulte ou de la vieillesse. La femme ne réagit pas comme l'homme ; il existe chez elle des conditions toutes particulières relatives à son système utérin, système dont l'importance est si grande qu'on a pu dire sans exagération : *Propter solum uterum mulier id quod est,* et qui, suivant Hippocrate, fait de l'existence de la femme une longue et pénible maladie.

En dehors des âges et du sexe, est-ce que chaque

individu n'est pas doué d'un mode particulier de sentir et de réagir? Phénomène inexplicable sans doute, mais dont il faut tenir un grand compte en pratique.

Étudions donc, sous ces nouveaux aspects, la question qui nous occupe.

Étude des Bains de mer au point de vue des Ages.

Le caractère qui domine dans les actes vitaux de la première enfance, c'est l'irrégularité, le désaccord fonctionnel ; ce qui faisait dire à Cabanis :

« Qu'il y avait toujours quelque chose de convulsif » dans les passions comme dans les maladies des » enfants. »

Le système nerveux, parachevé au moment de la naissance, n'est pas maintenu dans sa sphère normale par un appareil sanguin et musculaire aussi avancé. Il en résulte une excitation du centre cérébral et rachidien, qui exalte les phénomènes de la sensibilité et prédispose aux congestions vers la tête.

On constate chez les enfants beaucoup de forces agissantes, très-peu de forces radicales, ce qui tient au défaut d'harmonie des principaux centres.

La délicatesse de la peau rend plus vives les impressions extérieures ; l'effet du froid est d'autant plus dépressif que la réaction sera plus faible, et, loin de fortifier, les Bains de mer seraient une cause puissante de dépérissement et de mort.

Que penser, dès-lors, de cette barbare coutume de nos pères de plonger dans l'eau froide ou de rouler dans la neige les enfants qui venaient de naître, dans le vain espoir d'en faire des hommes robustes, des guerriers infatigables ?

Cependant c'est dans la première enfance que les Bains de mer, s'ils étaient supportés, pourraient le mieux réussir. Toutefois, la prudence ordonne de ne point les prescrire avant l'âge de 4 ou 5 ans ; encore faut-il en user avec précaution, exercer une surveillance incessante, être prêt à remédier à l'action dépressive du froid. Dès qu'un jeune enfant commence à grelotter, il faut le sortir du bain, le réchauffer promptement par quelques toniques intérieurs, par des frictions. Une excellente méthode consiste à les recouvrir de sable. Ces bains secs, non-seulement favorisent la réaction, mais produisent encore des effets toniques très-prononcés.

Chez les enfants faibles, il faut se borner à de simples lotions.

D'après Schmith, les lotions froides ou les immersions faites matin et soir, jusqu'à l'âge de neuf mois, sont le meilleur moyen de fortifier les enfants d'une constitution délabrée.

Dans une brochure publiée par M. Quissac sur l'abus des Bains de mer, l'auteur signale leurs dangers dans la première enfance ; seulement, l'observation qu'il cite est moins concluante que son raisonnement.

« Un jeune garçon de 4 ans fut conduit, en 1847,
» aux bains de mer. Il était d'un tempérament lym-
» phatique nerveux, d'une constitution faible, que l'on
» voulait fortifier. Dès les premiers bains, dont la
» durée n'était que de quelques minutes, il y eut une
» inquiétude, une perte d'appétit *auxquelles on ne fit*
» *pas assez d'attention.* Le soir du quatrième jour, des
» frissons se manifestèrent, et l'enfant tomba dans un
» assoupissement qui résista à tous les moyens qu'on
» employa. Bientôt il eut cessé de vivre.......

» Il est évident qu'il n'y eut pas chez cet enfant
» assez de force pour réagir contre la sensation du
» froid que déterminait l'eau de la mer ; la transpiration
» insensible fut *très-probablement supprimée,* et il en
» résulta une fluxion sur l'organe crânien, que nul
» moyen ne put arrêter. »

Rien ne prouve dans cette observation qu'il faille
attribuer aux Bains de mer un dénouement aussi
fâcheux. N'existe-t-il pas d'autres causes pour expliquer
tout aussi rationnellement le développement d'une
méningite ?

Pour savoir si chez cet enfant il n'y a pas eu assez
de force réactionnelle, il eût fallu observer son état
après chaque bain. On ne le dit pas, on le suppose.
On suppose encore que la transpiration insensible a
été supprimée. Toujours des suppositions. Or, cela ne
suffit pas pour établir des rapports de solidarité entre
l'effet et la cause présumée. Remarquons, en outre,

que, dès les premiers bains, il se manifesta des symptômes « auxquels on ne fit pas assez d'attention. »
Peut-on rendre les Bains de mer responsables d'une
pareille négligence? Voilà cependant comme un homme
haut placé dans la science peut écrire sous l'influence
d'une idée préconçue.

Toutefois cet exemple doit servir de leçon. Il nous
engage à être très-prudent dans l'emploi des Bains de
mer chez les jeunes enfants ; l'âge de l'adolescence est
bien plus favorable.

A cette époque de la vie, les systèmes sanguin et
musculaire ont acquis un plus grand développement,
et par cela même diminué la prépondérance nerveuse ;
l'équilibre, l'harmonie fonctionnelle existent. On peut
momentanément les rompre par des influences passagères ; une réaction énergique rétablira bientôt l'ordre
troublé. Dans l'adolescence, une nutrition active rem-
place incessamment les matériaux devenus impropres,
et que les sécrétions expulsent ; les sources de la vie
n'ont pas encore été empoisonnées par les mille et
une passions qui troublent l'existence de l'homme
mûr ; l'ambition, la jalousie ne fatiguent pas encore
le sommeil et les veilles ; les plus nobles inspira-
tions, en entretenant l'âme dans une douce quiétude,
maintiennent l'harmonie des fonctions. A cet âge,
« l'action des bains de mer est, en quelque sorte,
» spécifique ; elle semble avoir pour objet principal de
» favoriser le développement du corps dans le jeune

» âge et dans l'adolescence ; et , si elle exerce une
» influence salutaire sur certaines affections , et no-
» tamment sur l'affection scrofuleuse, ce n'est guère
» que dans cette période de la vie. » (Quissac.)

Un pareil aveu dispense de tout commentaire.

C'est surtout dans l'âge adulte que l'on observe une
certaine excitation produite par l'usage des Bains de
mer. Cette excitation peut rester à l'état général ou se
localiser, et donner lieu à des maladies inflammatoires ;
aussi est-il prudent d'éloigner toute cause capable
d'exalter cette tendance. Il faut mener une vie très-
régulière, s'abstenir de boissons alcooliques, d'une
nourriture trop substantielle. Si l'excitation se mani-
feste, on la combattra facilement par quelques bains
d'eau douce, par quelques tisanes rafraîchissantes,
le repos, &c., &c.

Dans la vieillesse, les bains de mer froids sont moins
bien supportés ; ils peuvent toutefois rendre de grands
services, surtout dans les maladies locales. Il est facile
de s'en rendre compte.

La vieillesse n'est point caractérisée, comme on l'a
dit, par l'abolition complète de la faculté reproductive :
le déclin de la vie n'est point marqué par un seul signe.

Cet effet, dit avec juste raison Cabanis, ne date pas
uniquement de l'époque qui le met en évidence Il y a
long-temps qu'après être parvenue à son plus haut
sommet, la vie roule et se précipite, avec une vitesse
toujours accélérée, vers cet abîme où toutes les

existences passagères vont s'engloutir à jamais. A cette
époque, l'homme sent tous les jours que la vie lui
échappe ; les illusions s'envolent : il s'avoue avec effroi
qu'il n'est plus que l'ombre de lui-même. Avec le
déclin des forces, les infirmités sont venues ; mais
toutes sont marquées du sceau de la faiblesse et de la
débilité générale. Les fonctions digestives n'ont plus
cette énergie du jeune âge ; le sang s'appauvrit, et les
élaborations sont incomplètes. La vie se refroidit à la
surface, à mesure que son foyer interne ne trouve
plus d'aliments. On observe souvent dans ce tout
affaibli des parties, des organes, des systèmes d'organes plus affaiblis encore. L'asthme, la goutte, les
paralysies par défaut d'innervation, les lésions organiques des viscères, la suppuration des reins, les
maladies de la vessie, les paralysies du rectum sont
les tristes apanages de nos derniers jours: comme si la
Providence voulait nous dégoûter de la vie qui s'en va,
et nous faire envisager la mort comme une délivrance !

Qu'espérer à cette époque de n'importe quelle médication, et surtout des Bains de mer ? La machine n'est
pas dérangée, les rouages en sont usés et le mal est
sans remède. Toutefois, cependant, les bains frais,
administrés avec prudence et circonspection, peuvent
être utiles en relevant pendant un certain temps le
système des forces ; mais ces bains doivent être de
très-courte durée, afin d'éviter les congestions passives
sur des viscères importants. Mieux vaut s'en tenir à

des applications locales, surtout à l'emploi des douches dirigées sur tel ou tel organe affaibli ou paralysé. Par cette méthode, on évite les dangers du défaut de réaction.

Nous avons vu des paralysies de la vessie, des incontinences d'urine, des prolapsus du rectum, heureusement modifiés par l'usage des douches ascendantes et sur la colonne vertébrale, alors que tous les autres moyens avaient échoué.

En somme,

Les Bains de mer, nuisibles dans la première enfance, spécifiques dans l'adolescence et l'âge mûr, devront être employés avec circonspection chez les vieillards.

Sexes.

Les indications des Bains de mer, relativement aux sexes, sont puisées, et dans la notion du tempérament, et dans les circonstances particulières qui tiennent à l'appareil générateur.

Or, l'étude physiologique nous démontre que chez la femme le tempérament lymphatique nerveux prédomine.

Cette disposition naturelle est encore favorisée par les habitudes sédentaires, les mœurs et coutumes qui découlent de notre état social. Encore si les modes se bornaient à n'être que ridicules, mais elles sont souvent funestes, celles surtout qui gênent l'exercice des plus

4

importantes fonctions. La compression de la poitrine s'oppose au libre jeu de la respiration, et l'insuffisance de l'air inspiré réagit sur l'hématose et le système sanguin ; le sang perd de sa plasticité, la nutrition se vicie, circonstances très-favorables au développement du système lymphatique et aux lésions organiques des poumons. L'indispensable nécessité d'une taille de guêpe exige la compression au niveau du diaphragme ; les viscères abdominaux, comprimés circulairement en haut et sur la ligne médiane, sont refoulés vers les fosses iliaques ; ils tendent à s'échapper par les ouvertures inguinales et crurales, à former des hernies. Ces dangers sont surtout à craindre pendant la grossesse ; le développement de la matrice limite et rétrécit la cavité abdominale ; les digestions s'opèrent mal, nouvelle cause de dépérissement. L'exagération de la mode ne favorise-t-elle pas, à un certain degré, les prolapsus de la matrice et les dégénérescences de cet organe? Pour nous, cela n'est pas douteux.

La faiblesse de la femme entre donc dans le système de son existence, non-seulement comme élément essentiel, mais encore comme conséquence de son éducation, de ses habitudes sédentaires, des us et coutumes qui la maîtrisent aux dépens même de la santé. En outre, il existe entre les systèmes sanguin et nerveux un antagonisme permanent ; quand l'un se développe, l'autre décroît. Si l'on ajoute à toutes ces causes, favorables à l'exaltation de la sensibilité, les maladies

nerveuses suscitées directement ou indirectement par
l'état pathologique de l'utérus, il sera facile dè conclure que, si le tempérament lymphatique nerveux
prédomine chez la femme, tout concourt, dans son
organisation, ses habitudes, son genre de vie, à favoriser cette prédominance.

Or, nous avons démontré l'influence des Bains de
mer pour modifier le tempérament lymphatique et
combattre les maladies nerveuses essentielles ; nous
pouvons donc conclure à leur utilité comme modificateurs physiologiques de la femme, en général.

Chez l'homme, l'influence génitale est beaucoup
moins importante; toutefois, cependant, les abus de
cette fonction donnent naissance à des lésions dynamiques, à des altérations d'organes de la plus haute
portée, sous le rapport de la famille et de la société.

Ainsi, l'hypochondrie, la manie, l'imbécillité,
l'idiotisme, l'impuissance, la phthisie pulmonaire,
l'amaurose sont très-souvent le résultat des abus de la
fonction génératrice. Or, toutes ces lésions s'accompagnent, soit comme élément essentiel ou secondaire,
d'un affaiblissement des forces radicales, avec exaltation de la sensibilité. On conçoit, dès-lors, l'utilité des
Bains de mer.

En outre, dans l'état social, l'homme est dominé
par une foule de passions qui le maîtrisent et qui altè-
rent sa constitution : les rudes travaux, l'insuffisance
de la nourriture, l'insalubrité des professions, l'absence

d'air et de lumière , sont autant de causes hyposthéni-
santes qui agissent plus particulièrement sur l'homme,
et contre lesquelles les Bains de mer sont tout-puissants.

Idiosyncrasie.

On comprend que , sous ce rapport, nous ne pouvons être que très-incomplet. En effet, l'idiosyncrasie
suppose un mode particulier de sentir et de réagir
indépendant de l'âge, du sexe, du tempérament. C'est
ce *quid divinum* qui constitue l'essentialité de chaque
être, et qui, au point de vue des fonctions vitales,
l'isole de tout ce qui n'est pas lui.

Il nous faudrait donc faire une étude individuelle,
ce qui est tout bonnement impossible.

Sans le concours de circonstances déterminées,
l'idiosyncrasie ne se révèle pas par des actes sensibles ;
elle demeure à l'état latent, elle sommeille, reste
obscure et cachée sous le voile qui nous dérobe les
mystères de la vie, dont elle est un attribut.

D'autres fois l'idiosyncrasie se traduit par des phénomènes particuliers et habituels ; elle se localise dans
un organe ou dans un système d'organes, et donne
naissance à des troubles physiologiques ou à des actes
morbides. Dans ce dernier cas , elle prend le caractère
d'état affectif.

Ces troubles, ces actes morbides peuvent être critiques, reliés à un état général et souvent inconnu de la

constitution, qu'ils modifient avantageusement, bien que la filiation des phénomènes nous échappe. L'idiosyncrasie est alors une synergie utile, une véritable fonction anormale sans doute, mais qu'il serait dangereux de supprimer.

L'indication des Bains de mer sera donc toujours conditionnelle et relative à ces divers états ; il faudra surveiller leur action, s'assurer de leur mode d'influence, savoir les supprimer ou les modifier.

Lorsque les malades seront bien convaincus de leur incompétence, nul doute qu'ils ne s'évitent de grands inconvénients et souvent des dangers sérieux ; tout ce qui peut être utile dans un cas donné, peut devenir nuisible dans tel autre, et les dangers sont toujours en raison directe de l'énergie de la substance employée.

Parmi la variété infinie des états idiosyncrasiques, il en est deux qui, en raison de leur fréquence, méritent un examen particulier : nous voulons parler de l'idiosyncrasie diaphorétique et de la prédisposition catarrhale.

A l'état physiologique, il s'opère par la surface de la peau un dégagement d'un fluide vaporeux, désigné sous le nom de *transpiration insensible,* et reliée sympathiquement aux fonctions les plus importantes de l'économie. Lorsque, par des causes extérieures, cette transpiration se liquéfie, elle prend le nom de *sueur.* Cette sueur est très-souvent un acte autocratique, par lequel la nature juge les affections les

plus graves : la pneumonie, la pleurésie, le rhumatisme, &c., &c.

Parfois encore, sans offrir un caractère critique et
sans provocation apparente, une sueur excessive baigne
habituellement le corps : M. Quissac désigne cet état
sous le nom d'*idiosyncrasie diaphorétique.*

En quoi consiste-t-elle? Est-ce un phénomène pure-
ment local, ne dépassant pas les limites de la peau?
Est-il relié à l'ensemble de la constitution ; et, dans
ce cas, quelle est la nature des rapports? C'est ce que
nous allons établir.

Il est incontestable que la surabondance de la sueur
peut dépendre de la faiblesse de la peau, que cette
faiblesse soit idiopathique ou symptomatique d'une
atonie générale.

Dans ce cas, les Bains de mer seront d'autant plus
utiles, le succès d'autant plus certain, que la médication s'exercera directement sur l'organe malade et sur
l'état général.

D'autres fois la diaphorèse est liée à l'ensemble de
l'économie par des rapports inconnus, par des sympathies dont la nature nous échappe. Supplée-t-elle
à d'autres sécrétions? Maintient-elle ainsi l'équilibre?
Dans quelques circonstances le fait n'est pas douteux.
Ainsi, les individus atteints d'une lésion organique ou
vitale des reins, qui sécrètent très-peu d'urine, sont
souvent atteints de diaphorèse. Il serait irrationnel de
la combattre, si la médication est impuissante contre

la lésion organique : la diaphorèse est alors un acte autocratique, qui supplée à l'insuffisance fonctionnelle des reins.

Si, dans ce cas, il est facile d'établir la corrélation qui existe entre la cause et l'effet, cette détermination n'est pas toujours possible. Qui saisira jamais les rapports qui existent entre la fistule à l'anus et l'état tuberculeux des poumons ?

Les difficultés sont plus sérieuses lorsque la diaphorèse tient à des lésions vitales.

Ici, tout est mystère. Qu'a de commun une plus ou moins grande quantité de sueur, et cette force générale, ce souffle insaisissable qu'on appelle *la vie* ? Et cependant l'observation démontre que des troubles nerveux très-graves ont été les conséquences de toute tentative imprudente pour modérer la supersécrétion de la peau.

La diaphorèse est alors une infirmité avec laquelle il faut transiger. Si cette transaction est par trop pénible, on peut essayer, en surexcitant une autre fonction sécrétoire, de déplacer le mouvement fluxionnaire.

Les diurétiques, les purgatifs répétés peuvent être très-utiles. Somme toute cependant, nous pensons qu'il vaut mieux s'abstenir de toute intervention, surtout lorsque la diaphorèse est ancienne, qu'elle a pris droit de domicile. Raymond, de Marseille, a très-bien démontré les dangers de guérir certaines maladies.

La prédisposition catarrhale rentre-t-elle dans ce
cadre ?

Chez certains individus, on observe une prédisposition si grande, que le moindre refroidissement détermine des rhumes opiniâtres, des bronchites rebelles,
des pneumonies, souvent des diarrhées : on a désigné
cette prédisposition sous le nom d'*idiosyncrasie catarrhale*.

Pour expliquer cette idiosyncrasie, on a fait jouer
un grand rôle à la diaphorèse. En effet, lorsque, par
une cause quelconque, les fonctions de la peau sont
brusquement supprimées, il s'opère, dit-on, une
véritable métastase sur les viscères : de là, ces inflammations spéciales désignées sous le nom de *catarrhes*.
Cette explication paraît d'autant plus rationnelle, que
le rétablissement de la diaphorèse dissipe tout le
désordre.

Toute explication qui ne va pas au-delà du fait
matériel dans les phénomènes de la vie, est toujours
insuffisante ; celle-ci pèche encore en confondant le
fait avec la cause.

Dans la génération du catarrhe, ce qui domine
avant tout c'est une lésion de vitalité, l'état spasmodique surexcité par des influences extérieures. Ce
trouble dans les conditions vitales de la peau doit tout
naturellement en modifier les fonctions ; la diaphorèse
se supprime. La souffrance de l'enveloppe cutanée
retentit dans tout l'organisme ; le spasme se généralise,

rompt l'équilibre des forces motrices, met en jeu l'état fluxionnaire, se combine avec lui, et, suivant l'âge, le tempérament, l'idiosyncrasie, les maladies antérieures, se localise sur tel ou tel organe. Si les muqueuses sont de préférence affectées, cela tient au lien sympathique qui existe entre elles et la peau.

Le rétablissement de la diaphorèse ne dissipe pas plus le désordre, que son arrêt ne l'a provoqué. Ce qu'il faut avant tout, c'est rompre le spasme, et, cet effet obtenu, la transpiration se rétablira bien tout seule.

On comprend tous les développements que comporterait un si beau sujet au point de vue des méthodes révulsive, dérivative ou perturbatrice, de leur application à la pathologie tout entière ; mais ce serait sortir de l'étude des Bains de mer, nous n'avons voulu que constater ce fait.

Le premier phénomène de l'affection catarrhale est un fait vital, un spasme de la peau provoqué par des influences externes.

Or, l'atonie du système cutané doit le rendre plus sensible à ces impressions. Elle entre dans la génération du catarrhe, sinon comme cause déterminante, du moins comme prédisposition majeure, à cause de l'irritabilité, compagne presque inséparable de la faiblesse.

L'indication rationnelle contre l'idiosyncrasie catarrhale est donc tout entière dans le rétablissement des forces du système cutané. L'on comprend, dès-lors, que les Bains de mer aient été préconisés.

L'expérience a confirmé ces idées théoriques. Depuis que l'hydrothérapie a pris rang parmi les méthodes rationnelles, tous les praticiens sont d'accord sur ce point. Écoutons le professeur Trousseau :

« Parmi les effets des bains de mer que l'on observe »le plus communément, il en est un qui a une grande »importance : nous voulons parler de l'égale réparti-»tion de la chaleur animale. Les pieds, les mains, »presque toujours glacés chez les gens nerveux , »reprennent promptement une température normale, »et la peau du corps, jadis très-sensible au froid, perd »promptement cette susceptibilité.

» Ce résultat serait de peu d'importance, s'il ne »menait à un autre autrement capital. En même temps »que la peau cesse d'être sensible à l'action du froid, »les viscères cessent eux-mêmes de souffrir sympa-»thiquement de cette sensation de refroidissement, »sans doute parce que la peau a pris une habitude »réactionnelle plus énergique. Il en résulte que des »personnes qui naguère s'enrhumaient dès qu'elles »sentaient un peu de froid , ou qui éprouvaient de la »diarrhée et des accidents divers, peuvent aujourd'hui »braver impunément les rigueurs d'une mauvaise »saison....

»C'est d'après cette observation que nous sommes »dans l'usage d'envoyer aux bains de mer les personnes »que le froid impressionne vivement, et qui chaque »hiver éprouvent, soit du côté des viscères gastriques,

»soit du côté de l'appareil respiratoire, des accidents
»souvent renouvelés[1]. »

« Veut-on ne pas être sujet à s'enrhumer à chaque
»instant, on n'a qu'à se laver la poitrine avec de l'eau
»froide tous les matins[2]. »

Il existe chez certains individus une disposition
morale, dont il faut tenir grand compte.

Sur beaucoup de personnes, la vue de la mer, si
belle dans son calme, si terrible dans ses tempêtes,
exerce une impression profonde. En présence de cette
immensité, de cet horizon sans fin, l'esprit est fasciné,
l'homme se sent petit; il a peur. Or, de toutes les
passions, ce sentiment est celui qui exerce l'influence
la plus dépressive. Son action est surtout évidente sur
les enfants : ils éprouvent à entrer dans l'eau une
répugnance invincible; ils pâlissent, tremblent, et
lorsque, vaincus par les prières des parents, ils se
résignent à entrer dans l'eau, les phénomènes de
concentration se manifestent avec une intensité remarquable. Loin d'user de violence en pareil cas, c'est par
l'exemple et la persuasion qu'il faut agir. Bientôt ils se
familiarisent, et prennent leurs bains sans difficulté.
Si, toutefois, la peur persistait, il vaudrait mieux
les suspendre que les continuer dans des conditions si
défavorables.

Doit-on considérer la grossesse et l'allaitement

[1] Traité de thérap., T. II. p. 807.
[2] Schmith, Traité des vertus médicinales de l'eau.

comme des contre-indications à l'usage des Bains de mer? Pendant quelques années nous avons craint de les prescrire ; l'expérience, l'évidence des faits nous ont démontré que nos craintes étaient chimériques. Chez les femmes débiles, lymphatiques, scrofuleuses, sujettes aux fleurs blanches, prédisposées aux avortements, soit par la faiblesse générale, soit par des irritations chroniques du col de la matrice, les Bains de mer rendront de grands services, et le fœtus lui-même, alimenté par un sang plus plastique, se développera en raison des modifications subies par la mère.

Est-il nécessaire de rappeler aux femmes que la période menstruelle est une contre-indication? Non-seulement les Bains de mer seraient nuisibles en arrêtant l'écoulement du sang, mais cette suppression pourrait donner lieu à d'autres accidents. Au reste, les femmes, en général, savent très-bien à quoi s'en tenir, sans qu'il soit nécessaire de nous étendre davantage.

Jusqu'a présent, c'est surtout comme modificateurs physiologiques que nous avons étudié les Bains de mer. Nous avons établi les indications et les contre-indications au point de vue des âges, des sexes, des tempéraments, des idiosyncrasies; il nous reste à décrire le rôle qu'ils jouent dans une foule d'états morbides, d'étudier leur action au point de vue de la pathologie.

En général, les Bains de mer ne sauraient convenir dans les affections aiguës. La rapidité de leur marche, la surexcitation qui les accompagne, l'état phlogistique qui entre dans leur constitution, soit comme élément essentiel ou secondaire, et surtout l'imminence des crises, les rendent peu justiciables de l'hydrothérapie.

Les maladies chroniques, au contraire, par la nature de leurs causes, la lenteur de leur marche, le peu de réaction qu'elles provoquent, la faiblesse qui les accompagne, demandent un traitement qui s'adresse au système général des forces, à la nutrition, à l'hématose, aux sécrétions, dont l'action soit tonique, dérivative, perturbatrice, et qui modifie profondément tout le système.

Les Bains de mer remplissent toutes les conditions; on peut donc, *à priori*, préjuger leur action bienfaisante.

Les maladies chroniques sont toutes diathésiques,

c'est-à-dire sous la dépendance d'une perversion plus ou moins profonde du système général des forces; le traitement local, toujours nuisible quand il est exclusif, n'a qu'une importance secondaire. Le traitement efficace réellement rationnel, est celui qui s'adresse à la cause générale, à la diathèse.

La nature de notre Travail ne comportant pas une étude complète des états morbides diathésiques, nous nous bornerons aux principaux, à ceux dont le rôle est le plus fréquent dans la génération et l'évolution des maladies chroniques.

Diathèse scrofuleuse.

Dans le langage ordinaire, on se sert quelquefois du mot *lymphatique* comme synonyme de *scrofuleux*. Bien que ces deux états présentent de grandes analogies au point de vue de leur origine, ils offrent des différences bien plus grandes dans leur mode constitutif. L'un est généralement dynamique, pouvant exister avec une florissante santé ; l'autre est un fait morbide, avec altération des solides et des liquides. Le tempérament lymphatique peut bien être considéré comme une prédisposition à la diathèse, à la cachexie scrofuleuse. Mais, pour que cette prédisposition se traduise en actes, se matérialise, il faut aussi le concours de circonstances particulières : le défaut d'air et de lumière, les habitations insalubres, la misère, les privations ;

et, en général, on n'a pas bien saisi l'importance de cette distinction, cependant elle est capitale.

« Dans la maladie scrofuleuse », dit Bordeu, « toute » la constitution matérielle est altérée ; il y a cachexie » et maladie : *totius substantiæ*. Il serait inutile », poursuit-il, « de s'attacher uniquement aux symptômes ; » il importe d'aller droit à la cause », et, à ses yeux, cette cause réside dans un vice de nutrition.

D'après Baudelocque, « dans la maladie scrofuleuse, » toutes les parties du corps sont formées d'éléments » de mauvaise nature : c'est un édifice construit avec » de mauvais matériaux. »

Hufeland en a très-bien exposé les caractères et les principaux traits : « Un cou gros et court ; les mâchoires » un peu plus fortes et plus larges qu'elles ne sont » ordinairement ; la tête plus grosse relativement » aux autres parties du corps, et surtout sa partie » postérieure ; des cheveux blonds ; le visage un peu » bouffi, recouvert d'une peau fine, transparente, » blanche, légèrement rosée ; assez ordinairement les » yeux bleus, la pupille assez dilatée ; la lèvre supé- » rieure un peu épaisse ; le nez gonflé, rouge, luisant. » Tout le corps paraît gros et bien nourri ; mais en y » regardant de plus près, on voit que les chairs sont » flasques, mollasses. Ce n'est pas cette résistance, » cette élasticité qui indique la force et la santé. Le » bas-ventre un peu plus développé qu'il ne devrait » l'être ; il acquiert souvent un volume considérable

» par l'effet de la plus légère cause. » Cet état général, grave en lui-même, se traduit le plus souvent par des lésions locales d'autant plus fâcheuses, que les organes qui en sont atteints jouent un rôle plus important dans les phénomènes de la vie. Ainsi, la phthisie pulmonaire, les tumeurs blanches, la carie des os, les abcès par congestion, l'ophthalmie, l'ozène, la surdité, les ulcérations des parties molles, les gonflements des organes parenchymateux sont presque toujours sous la dépendance de la diathèse scrofuleuse. Endémique dans certaines localités, elle est, en outre, héréditaire, sans que l'on puisse bien déterminer si c'est un germe, un virus, ou simplement une aptitude à contracter la maladie qui est transmise héréditairement. Pour nous, c'est une impression vitale, une lésion essentiellement et primitivement dynamique, en vertu de laquelle se déroulera une série d'altérations diverses ; mais altérations jamais nécessaires, et dont la contingence même explique ce que l'on a désigné sous le nom de *caprices de l'hérédité*.

Au point de vue des indications, le tempérament lymphatique exige l'application des lois de l'hygiène : éviter toutes les causes qui peuvent faire dégénérer la prédisposition.

Dans la diathèse scrofuleuse, la dégénérescence est opérée ; les ressources de l'hygiène seules sont insuffisantes : il faut celles que nous offre la matière médicale. Il faut, comme le dit Hufeland, opérer

matériellement et vitalement une grande révolution
dans l'économie animale, révolution d'autant plus
difficile, « que les individus soumis à un traitement
» médical ne sont presque jamais soustraits aux causes
» qui ont amené cette maladie ; que les malades
» sont traités, pour la plupart, sur les lieux mêmes
» où la maladie s'est développée, dans les localités
» qui ont été cause de ce développement. » (Dubois
d'Amiens.)

Si les idées que nous venons d'émettre sont vraies ;
si, parmi les causes déterminantes de la diathèse
scrofuleuse, nous pouvons noter un climat froid et
humide, un air vicié, un climat insalubre, peu exposé
à l'action des rayons solaires, une alimentation de
mauvaise nature, l'usage d'eaux saumâtres ou corrom-
pues ; si, comme conséquences, nous observons un
vice de nutrition et d'hématose, un défaut d'élaboration
vitale, d'animalisation, un véritable étiolement de tous
les tissus organiques, des sécrétions altérées, des flux
muqueux plus ou moins abondants, une faiblesse
radicale, nous pouvons nous rendre compte de l'action
bienfaisante des Bains de mer.

Comme bains froids, ils relèvent les forces digestives,
modifient les fonctions sécrétoires. Par leur action
spéciale sur le système cutané, ils régularisent l'état
général des forces, les disséminent harmoniquement
sur tous les systèmes, et dissipent les mouvements
fluxionnaires.

5

De plus, par les sels qu'elle contient, l'eau de la mer agit spécifiquement sur certains modes de vitalité. L'iode, le brome, l'hydrochlorate de soude, la magnésie, sont des substances très-actives, et l'expérience a démontré leur efficacité pour combattre la diathèse scrofuleuse. Agissent-elles par leurs propriétés physiques ou chimiques? Il est plus probable que leur action s'opère, en vertu d'une force dont nous ignorons complètement l'essence, sur une force vitale dont nous saisissons seulement les manifestations tangibles, palpables, matérielles ; et, bien que toute la force ait besoin d'un *substratum* matériel, nous ne saurions avoir la prétention de pondérer avec nos poids et nos mesures des phénomènes essentiellement dynamiques. Il n'est donc pas nécessaire que l'absorption introduise dans l'économie une grande quantité de substances médicamenteuses, pour obtenir des phénomènes vitaux. Tous les jours on administre à de très-faibles doses les préparations d'or, de strychnine, d'arsenic ; mais de là aux dilutions homœopathiques, quelle distance ! Nous dirions presque : quel infini !

En outre, sur le littoral, les conditions hygiéniques et climatériques ne sont plus les mêmes. L'air, incessamment renouvelé, ne permet pas la stagnation des miasmes ; l'insolation forcée sur une plage aride, brûlante, sans ombrage ; le changement d'habitudes, de régime de vie, sont autant de circonstances qui doivent d'autant plus vivement impressionner le principe vital, provoquer des réactions insolites et salutaires, qu'elles agissent brusquement et sans transition.

Dans le traitement de la diathèse scrofuleuse et des maladies qui s'y rattachent, les bains de l'Océan sont moins avantageux que ceux de la Méditerranée. Dans celle-ci, la température plus élevée permet au malade un séjour plus prolongé dans le bain, et, toute chose égale d'ailleurs, l'absorption est proportionnelle à la durée du temps pendant lequel elle s'exerce. La faculté absorbante est d'autant plus active, que la température du liquide se rapproche davantage de la température normale du corps.

L'eau de la Méditerranée est plus saline, nouvelle circonstance favorable à l'absorption.

Si à ces conditions on ajoute celles du climat, si variable sur les bords de l'Océan, si doux dans le Midi de la France, on comprendra que la Méditerranée offre non-seulement aux malades des bains frais, mais encore des bains médicamenteux. Ils seront préférés avec d'autant plus de raison, que les malades scrofuleux possèdent moins de forces radicales pour résister à l'action dépressive du bain froid.

Il est même nécessaire, chez quelques individus, d'élever artificiellement la température, surtout lorsque la diathèse s'est localisée sur un viscère important : dans ces cas, il faut souvent redouter les phénomènes de concentration que l'on observe dans la première période. Aussi les bains tièdes sont-ils préférables, ils sont moins toniques ; mais leur action spécifique est bien plus prononcée. Si le cadre de notre Travail le permettait, nous pourrions citer des faits concluants en faveur de cette méthode généralement trop méconnue.

Mais, quelle que soit l'influence des Bains de mer, il est évident qu'en présence d'une affection générale si répandue, la thérapeutique sera toujours insuffisante.

Si la diathèse scrofuleuse est héréditaire, si elle modifie la race humaine et en fait un peuple de crétins, comme on le voit dans les gorges des Alpes, dans les montagnes de la Lozère ; si elle moissonne chaque année un dixième des habitants ; si les générations sont solidaires, n'est-ce pas un devoir de famille, un devoir social, un devoir humanitaire de combattre ce fléau dévastateur? Ne nous bornons pas à de stériles vœux qui ne guérissent rien ; adressons-nous directement aux causes génératrices ; chassons par le travail et la moralisation des masses la misère, cette lèpre des cités industrielles, cette mauvaise conseillère dont parle le poète latin : *Male suada fames.*

La diathèse scrofuleuse résulte du séjour dans des habitations malsaines, sans air et sans soleil! Ne nous bornons pas à applaudir à la sollicitude de l'Empereur, qui a su porter un regard charitable dans ces affreux réduits où vivent, pullulent et meurent des milliers d'êtres humains qui ne surgissent de leurs caves, comme les cadavres de leurs tombes, que dans les jours les plus néfastes des cataclysmes sociaux.

Que l'impulsion généreuse du Chef de l'État ne soit point perdue pour l'Humanité ; que la charité publique lui vienne en aide; qu'elle ouvre ses bras à ces déshérités, à ces parias de notre civilisation ; que des habitations saines, aérées, remplacent à jamais ces infâmes taudis, et Dieu bénira l'entreprise.

Qu'à l'exemple de l'Évêque de Rhodez, les Administrations s'enquièrent des moyens d'envoyer aux Bains de mer les indigents privés de toute ressource, et l'Humanité aura fait un grand pas. Le peuple bénira l'instigateur de tant de bienfaits; tôt ou tard le fléau sera vaincu, et cette victoire sans larmes ne sera pas le joyau le moins brillant de la Couronne impériale.

Parmi les manifestations de la diathèse scrofuleuse, nous devons surtout noter quelques maladies qui, par leur importance, les dangers dont elles s'accompagnent, méritent une étude particulière : nous voulons parler de la phthisie pulmonaire, du rachitisme, des tumeurs blanches tuberculeuses, de la carie, du mal de Pott, des abcès par congestion, des ulcères des parties molles, des engorgements glanduleux, de l'ophthalmie, &c., &c.

Bien que toutes ces maladies dépendent d'une même cause, il est évident que la nature des tissus affectés doit imprimer quelques modifications au traitement général, modifications assez importantes pour mériter un examen particulier.

Phthisie pulmonaire.

Ce qui caractérise généralement la phthisie pulmonaire au point de vue anatomique, c'est la présence,
dans les poumons, d'une production accidentelle de
tubercules plus ou moins disséminés dans l'organe, et
dont la destruction donne lieu à des ulcérations, à des
cavernes qui deviennent la source d'hémoptysies plus
ou moins importantes, et dont la mort est la terminaison la plus générale.

Dans la première période, les tubercules sont à
l'état de crudité ; ils ne décèlent leur présence que par
des signes stéthoscopiques et une gêne plus ou moins
grande de la respiration. Empêcher la formation de
nouveaux tubercules, maintenir ceux qui existent à
l'état de crudité, relever le système général des forces :
tel est le but à atteindre. Les Bains de mer peuvent-ils
être de quelque utilité ?

Cette question fort grave a été diversement résolue ;
et, tandis que quelques médecins voient dans la tuber-
culisation une contre-indication formelle, d'autres
praticiens non moins recommandables espèrent trouver
dans les Bains de mer un modificateur assez puissant
pour la combattre avec succès.

Tous ont raison et tous ont tort : cela dépend du
point de vue auquel on se place.

Ceux-ci, n'ayant égard qu'à la nature de la cause,

à la diathèse scrofuleuse, à l'état général, s'appuient sur la notion bien connue de l'efficacité des Bains de mer contre cet état diathésique.

Ceux-là, ne tenant compte que de l'importance de l'organe affecté, des effets physiologiques produits par les Bains de mer dans la première période, redoutent les congestions sanguines, les phénomènes de concentration bien propres, à certains égards, à favoriser la marche de la maladie.

Il ne faut donc pas scinder la question; il faut, au contraire, l'envisager sous tous les aspects si l'on veut la résoudre en parfaite connaissance de cause.

Tant que la phthisie pulmonaire est à sa première période, qu'il existe peu ou point d'irritation locale, que la toux est modérée, sans réaction fébrile, on peut espérer voir l'état général se modifier sous l'influence des Bains de mer. Mais de combien de précautions ne faut-il pas entourer le malade afin d'éviter ces refroidissements, ces affections catarrhales qui, peu importantes dans l'état ordinaire, jouent un si grand rôle dans l'évolution de la phthisie! Presque toujours les malades devront user de bains mitigés et légèrement chauffés, afin d'éviter la concentration du sang vers les organes parenchymateux et surtout vers les poumons. S'il survient un peu d'excitation, il faut suspendre le traitement. Si le malade se permet quelques bains à la température ordinaire, ils doivent être en général de très-courte durée et pris dans un appartement à l'abri des vicissitudes atmosphériques. Nous avons vu cependant quelques phthisiques se trouver bien des bains pris dans la mer et n'en ressentir aucune influence fâcheuse.

L'action des Bains de mer sera surtout favorisée par le concours des circonstances hygiéniques ambiantes. Le malade devra séjourner le plus possible sur le bord de la mer; l'air saturé des principes salins exerce sur les voies respiratoires une action salutaire. Les promenades au grand air, en bateau, les frictions sur la poitrine avec le sable ou de la flanelle sèche, un régime tonique proportionné à l'énergie des forces digestives, sont des moyens très-propres à seconder l'action des bains. Le malade sera vêtu de flanelle, afin de se mettre à l'abri des variations de l'atmosphère. Nous avons vu conseiller dans bien des cas l'eau de mer en boisson et à très-petite dose d'abord, soit pure, soit mitigée; très-souvent nous avons vu des malades arriver maigres, chétifs, étiolés, recouvrer un bien-être inattendu par la mise en pratique de ces divers préceptes.

Dans une période plus avancée, les Bains de mer, loin d'être utiles, hâteraient la marche de la phthisie. Les bains des Pyrénées sont alors préférables; non-seulement la nature des eaux, mais encore la disposition des établissements, leur assurent une supériorité incontestée.

En somme, les malades actuellement phthisiques, ou prédisposés à cette cruelle maladie, devront user des

Bains de mer avec une extrême prudence. Mieux vaudrait même qu'ils s'en abstinssent complètement, s'ils devaient s'administrer eux - mêmes sans conseil ce traitement énergique. Une surveillance incessante est indispensable pour éloigner les dangers qui pourraient en résulter.

D'autres fois la diathèse scrofuleuse se localise sur le système osseux, et détermine des altérations fort graves, soit dans la continuité, soit dans la contiguïté des os. Ces diverses maladies, désignées sous les noms de *rachitisme, mal de Pott, carie, tumeurs blanches*, sont peut-être celles dans lesquelles les Bains de mer sont surtout héroïques ; ils en sont presque les spécifiques. Cette efficacité est si réelle, que tous les auteurs, partisans ou adversaires, n'ont pu la contester ; les opinions sont unanimes à cet égard.

Toutes ces maladies sont des manifestations de la diathèse scrofuleuse. L'on comprend, toutefois, que la diversité de ces manifestations, le siége qu'elles affectent, les circonstances dont elles s'accompagnent, les complications qu'elles déterminent, les sympathies qu'elles réveillent doivent imprimer des modifications au traitement hydrothérapique, et nous obligent à entrer dans quelques détails.

Rachitisme.

Bien que la nature scrofuleuse du rachitisme soit généralement contestée, il n'en est pas moins vrai que l'étiologie offre une ressemblance si frappante que nous avons cru pouvoir, sans inconvénient, ranger le rachitisme dans la grande classe des maladies scrofuleuses. Du reste, au point de vue de notre Travail, cette confusion est sans importance.

Le rachitisme est, en général, une maladie de la première enfance ; on dit même qu'il peut atteindre le fœtus dans le sein de sa mère : cette assertion n'est pas démontrée. Quoi qu'il en soit, c'est généralement depuis la naissance jusqu'à la puberté que le rachitisme se développe. Ce qui le caractérise, c'est le ramollissement du système osseux. Les os privés d'une notable partie de sels calcaires deviennent moins flexibles, ils obéissent à l'action des muscles, s'incurvent en divers sens ; il en résulte des difformités et souvent de graves complications, lorsque le rachitisme affecte les os du bassin ou de la poitrine. Quant à la nature du rachitisme, il est évident pour nous qu'elle réside dans une perversion de la force nutritive, dans l'inégale répartition des matériaux réparateurs. La preuve en est tout entière dans l'étiologie. En effet, l'expérience démontre que l'alimentation la plus débilitante est aussi celle qui dispose le plus au rachitisme. Les enfants faibles, nourris exclusivement de lait et de farineux, dont la nourriture est simplement végétale, grossière et indigeste, y sont beaucoup plus exposés. Un fait bien remarquable et qui prouve la toute influence de l'alimentation, c'est que le développement de la maladie s'observe surtout à l'époque où l'enfant passe de l'usage du lait pur à d'autres aliments. La faiblesse générale, la perversion de la force nutritive, telles sont les véritables causes du rachitisme. Cette étiologie explique les succès obtenus par les Bains de mer. D'après M. Cazenave, « les bains de mer sont surtout un des » moyens les plus puissants pour combattre cette » maladie. »

Bien que le mal de Pott et la phthisie pulmonaire se ressemblent beaucoup au point de vue de l'anatomie pathologique, que ces deux maladies soient généralement produites par une infiltration tuberculeuse, l'on comprend facilement que la différence de siége, la plus ou moins grande importance des organes affectés, en font deux maladies bien distinctes.

Nous n'avons pas à craindre, dans le mal de Pott, ces symptômes réactionnels si graves et si dangereux dans la phthisie pulmonaire. Le peu de vitalité des os, le rôle secondaire qu'ils jouent dans les phénomènes de la vie, impriment à la maladie une marche lente et graduelle qui permet une intervention efficace; aussi est-il bien rare que, la nature secondée par l'art, ne triomphe de cette lésion.

Dans le mal de Pott comme dans la phthisie, les tubercules peuvent rester long-temps à l'état de crudité; tôt ou tard cependant ils s'enflamment et subissent le sort de tous les tissus qui n'ont pas d'analogue dans l'économie; ils sont détruits par la suppuration. Les

parties osseuses, en contact avec les tubercules, s'enflamment, diminuent de densité, s'ulcèrent ; les pro-
grès de l'ulcération donnent naissance à des cavernes,
et si le mal occupe la partie centrale, l'os peut être
réduit à une véritable coque. Une circonstance très-
importante à noter, c'est l'intégrité des portions osseuses
circonvoisines. La composition chimique de l'os reste la
même. Loin d'être ramolli, il acquiert souvent une
densité qui le rapproche de l'ivoire ; très-souvent on
constate l'ossification du tissu fibreux ambiant. Lorsque
la maladie siège sur la colonne vertébrale, et c'est le
cas le plus fréquent, on observe des déviations du
rachis, des gibbosités plus ou moins prononcées qui
s'accompagnent d'une faiblesse remarquable des membres abdominaux. Il n'est pas rare d'observer des paralysies non-seulement des membres inférieurs, mais
encore des viscères contenus dans le bassin. Ces phénomènes sont les conséquences de la compression de la
moelle épinière.

Les Bains de mer, dans le mal de Pott, jouissent
d'une efficacité très-grande, soit par leur action directe
sur les forces digestives, soit par les sels que l'absorption introduit dans l'économie. Il faut surtout avoir
une grande confiance dans l'action des douches pro-
menées sur la colonne vertébrale ; elles agissent non-
seulement comme toniques, mais encore, et surtout en
déplaçant la fluxion et en la portant à la surface de la
peau, elles réveillent la sensibilité nerveuse et favo-

risent la résorption des tubercules. Le périoste ambiant s'incruste de phosphate calcaire ; il se forme de véritables stalactites qui relient les vertèbres entre elles et s'opposent aux conséquences de la compression de la moelle.

Lorsqu'il existe des trajets fistuleux , les injections d'eau de mer favorisent l'élimination des séquestres, en réveillant la vitalité des tissus ; elles stimulent les parties malades , activent la cicatrisation et le recollement des trajets fistuleux. Nous avons vu souvent de vieilles plaies d'armes à feu , et qui avaient résisté à toute espèce de traitement , guéries par la seule influence des Bains de mer.

Dans les caries des surfaces articulaires , dans les tumeurs blanches, leur efficacité est tout aussi incontestable : nous pourrions citer à l'appui une foule d'observations.

Mlle X... (d'Orange) était atteinte d'une tumeur blanche du genou arrivée à un tel degré de désorganisation, que MM. Pleindoux , Fontaines (de Nimes), Serre (de Montpellier), avaient unanimement proposé l'amputation de la cuisse comme unique moyen de salut. Sur le refus des parents , Mlle X... est conduite à Cette. Sa constitution était si délabrée , que nous doutâmes long-temps de la possibilité d'employer les Bains de mer.

Pendant la première saison , des accidents fort graves les firent souvent suspendre ; néanmoins, la

tolérance s'établit., l'état général s'améliora. L'année
suivante, l'amélioration devint plus sensible ; les bains
de mer furent employés sans interruption. A la troisième
année, une ankylose incomplète s'était formée, les
trajets fistuleux qui entouraient l'articulation s'étaient
cicatrisés. Mlle X... marche en boîtant ; mais quand
elle s'observe, c'est à peine si la claudication est
sensible.

Mlle X... (de Montpellier), dans des conditions à
peu près semblables, doit aux bains de mer la conservation du membre inférieur. Il existait chez elle une
tumeur blanche du genou avec une ulcération des
parties molles. Après trois saisons de bains de mer, la
guérison était assez avancée pour permettre à Mlle X...
d'aller subir à Paris un traitement orthopédique.

Que de faits nous pourrions relater si nous voulions
entrer dans le champ des observations !

Dans les ulcères des parties molles, l'efficacité des
Bains de mer est peut-être plus grande encore. Ils
agissent non-seulement comme modificateur général,
mais encore comme topiques ; ils réveillent les forces,
modifient la vitalité des surfaces malades, à l'inflammation chronique ulcérative font succéder une inflammation franche physiologique ; des bourgeons charnus
rouges vermeils s'élèvent là où n'existait naguère qu'une
surface grisâtre et livide ; la cicatrisation s'opère.

Il faut observer toutefois qu'il est des ulcères dan-

gereux à guérir ou du moins à guérir trop rapidement.
Presque toujours diathésiques, et par conséquent liés
à un état général de la constitution, il faut les attaquer
dans les causes qui leur ont donné naissance ou qui les
entretiennent. Quelques-uns, par leur ancienneté, ont
acquis droit de domicile, et leur existence est liée à la
santé par des rapports inconnus; une suppression brusque
de ces émonctoires naturels donne souvent lieu à des
accidents très-graves. Nous avons vu Lallemand dans
l'obligation de détruire avec le fer rouge la cicatrice
d'un ulcère qu'il avait fait cicatriser, pour dissiper des
symptômes de suffocation et d'épanchement pulmonaire
qui menaçaient la vie du malade. L'action des Bains de
mer sur l'ensemble de l'économie diminue sans doute
la gravité de ces dangers; il faut cependant surveiller
avec soin la marche de la cicatrisation.

Dans les ophthalmies scrofuleuses, dans l'inflammation
chronique des glandes de Meïbomius, dans les taies de
la cornée qui ne sont pas des cicatrices, mais des
épanchements intersticiels, les Bains de mer généraux
et locaux, secondés par un régime convenable, triom-
phent souvent de la maladie.

Nous pouvons donc conclure que, de tous les moyens
thérapeutiques employés contre la diathèse scrofuleuse
et ses manifestations, il n'en est pas de plus héroïque
que les Bains de mer, qui nous offrent toujours une
ressource précieuse, alors que la guérison semble
désespérée et au-dessus de la puissance de l'art.

Maladies de la peau.

Sous le nom générique de *dartres*, les anciens avaient classé toutes les maladies de la peau et rattaché leur existence à une cause générale qu'ils appelaient *diathèse dartreuse*. Grâce aux travaux de Lorry, de Plenck, de Willam, d'Alibert, de Batemann, de Biett et des dermatologistes modernes, les idées confuses des anciens ont fait place à des notions claires et précises, et les maladies cutanées ont pris leur place légitime dans la pathologie générale.

Dans le traitement des maladies de la peau, les Bains de mer, convenablement administrés, rendent les plus grands services. Les observateurs les plus désintéressés sont unanimes sur ce point.

Ainsi, d'après P. Franck, professeur de médecine à Vienne (Autriche) :

« Nous retirons quelquefois d'excellents effets du »bain de mer ; ses propriétés stimulantes, l'action »tonique de l'eau froide, changent la disposition »morbide de la peau, excitent et favorisent la transpi-»ration languissante [1]. »

M. Guersent, médecin de l'hôpital des Enfants à Paris, s'exprime encore plus clairement : « On a aussi »employé les bains de mer avec succès dans plusieurs

---

[1] Traité de méd. prat., T. I, p. 335.

»maladies de la peau invétérées, particulièrement dans »le prurigo, l'éléphantiasis, dans les gales anciennes. »

Biett, médecin à l'hôpital Saint-Louis à Paris, employait les Bains de mer dans le traitement des maladies de la peau. C'est surtout aux formes sèches qu'il les appliquait avec le plus d'avantages : c'est ainsi que, dans les cas de prurigo, de lichen, de pityriasis, de psoriasis, cet excellent observateur les conseille avec succès ; il les a vu quelquefois réussir dans les cas d'impétigo chronique, dans les différentes formes de porrigo, dans le purpura, le lupus. (Cazenave.)

Cazenave, médecin à l'hôpital Saint-Louis, est aussi grand partisan des Bains de mer.

Ces citations mettent hors de doute leur utilité contre les maladies de la peau. Mais, pour en obtenir les résultats les plus prompts et les plus avantageux, il est essentiel que l'inflammation aiguë dont elles s'accompagnent ait parcouru ses périodes. Administrés au début, les Bains de mer aggraveraient l'excitation générale, et pourraient donner lieu à des complications fâcheuses par la sympathie qui existe entre la peau et les viscères.

Souvent l'inflammation chronique entre, comme élément essentiel ou comme complication, dans l'existence de la maladie cutanée. Dans ces cas, les Bains de mer modifient profondément la vitalité des tissus, changent le caractère de l'inflammation, qui se termine alors par la disparition des phénomènes morbides.

6

Dans les maladies cutanées symptomatiques, il est évident que l'efficacité des Bains de mer sera relative à leur action sur la cause productrice.

En général, cette cause prochaine (vice dartreux), dont la nature nous échappe, se relie à des altérations de la force nutritive, à des troubles de l'hématose.... L'ingestion de certains aliments détermine des maladies cutanées souvent très-opiniâtres.

Le prurigo pédiculaire, le purpura, quelquefois les formes les plus affreuses, semblent être le résultat d'un appauvrissement, d'une détérioration profonde de l'économie.

« J'ai vu », dit M. Cazenave, « la lèpre tuberculeuse »et l'éléphantiasis des Arabes se développer, sous l'in- »fluence de pareilles causes, au sein de l'Europe »civilisée, l'une sur un jeune étudiant portugais, »l'autre chez un jeune allemand, qui, tous deux, »soumis aux privations les plus dures, avaient été »obligés de vivre dans des lieux humides et obscurs. »

Or, nous avons démontré les modifications que les Bains de mer imprimaient à la nutrition, à l'hématose : c'est dans elles qu'il faut rechercher les causes de leur efficacité.

- Dans quelques circonstances, la maladie cutanée s'offre comme le dérivatif salutaire d'une affection interne. Chez beaucoup de malades, il existe une liaison étroite entre certaine affection cutanée et le rhumatisme et la goutte.

« Je donne en ce moment des soins, dit M. Cazenave,
»à un malade atteint d'un asthme avec emphysème :
»cet homme, depuis sept ans, n'a pas passé une seule
»nuit dans son lit. Cet hiver, il a été pris d'un eczéma
»aux jambes avec suintement assez abondant; il n'a
»pas été oppressé depuis plusieurs mois. »

Il est évident que, dans des cas semblables, il faut
savoir s'abstenir de toute espèce de médication ; loin de
combattre la maladie cutanée, il faut la favoriser par
tous les moyens possibles, la considérer comme un effet
de l'autocratie de la nature, et, à moins que l'affection
principale ne puisse être guérie, il faut la respecter.

Dans les maladies de la peau rebelles, on retire
souvent de grands avantages des Bains de mer chauffés
artificiellement. Dans le voisinage des salins, les eaux-
mères sont surtout très-énergiques. On ne peut, du
reste, les employer que très-mitigées (le cas échéant,
les Directeurs des Bains de mer, à Cette, se feront un
devoir de s'en procurer). C'est surtout dans les affections rhumatismales, les atrophies musculaires, en un
mot, dans les maladies de l'appareil locomoteur, que
les bains salés trouvent d'utiles applications. Nous
devons nous y arrêter un instant.

Emploi des Bains de mer dans les maladies de l'appareil locomoteur. — Rhumatisme.

On se tromperait beaucoup si on considérait le rhumatisme comme l'expression d'un même état morbide,

et, par conséquent, susceptible d'être heureusement modifié par un traitement identique. « Il y a fagots et fagots », disait Molière avec autant de naïveté que de raison. Il nous faut donc rechercher les cas dans lesquels le traitement hydrothérapique peut être employé avec avantage. L'analyse clinique peut seule nous guider dans cette voie.

Avouons d'abord notre ignorance absolue sur la nature du rhumatisme. Est-ce une fluxion, une névrose, une inflammation? Il peut présenter ces trois caractères, sans que pour cela sa nature intime soit mieux définie. Il faut donc admettre que le rhumatisme tient à un état spécifique de la constitution, qui se localise sur les articulations et le tissu fibreux en général; il peut être entretenu par des causes diverses, et nécessiter, par conséquent, une thérapeutique variée.

Dans le rhumatisme inflammatoire, il est évident que les Bains de mer ne sauraient convenir : froids, ils agiraient comme violents perturbateurs, favoriseraient les rétrocessions et donneraient lieu à des affections très-graves et trop souvent funestes; chauds, ils exalteraient la douleur, surexciteraient l'état fluxionnaire, détermineraient de véritables phlogoses des articulations, et tous les accidents qui accompagnent les inflammations des membranes synoviales.

Souvent le rhumatisme survient à la suite d'une suppression de la transpiration : c'est alors une affection catarrhale, spécifique sans doute, mais dans laquelle

l'élément catarrhal joue cependant un très-grand rôle.
Dans ces cas, les bains de mer chauds seraient mieux
indiqués ; l'action dérivative et sudorifique qu'ils
exercent serait très-favorable. Mais il ne faut pas
oublier que le début des affections catarrhales s'accompagne presque toujours d'un élément fluxionnaire. Les
bains de mer chauds ne sauraient convenir tant que
cet élément existe : ils auraient les mêmes inconvénients, un degré moindre, que dans le rhumatisme
inflammatoire ; il faut donc encore les proscrire.

D'autres fois la douleur est l'élément essentiel ; la
sensibilité des parties est extrême. Dans ces cas de
rhumatisme nerveux, il est essentiel de distinguer si
la douleur est cause ou symptôme.

Lorsque le rhumatisme n'est pas sous la dépendance
de la douleur ; lorsque celle-ci n'est pas très-vive,
qu'elle est en rapport avec l'état de l'articulation, il
vaut mieux la respecter que la combattre ; on s'expo-
serait à des métastases trop souvent mortelles.

Les Bains de mer ne sauraient encore convenir
lorsque la douleur est l'élément essentiel ; les anti-
spasmodiques réussissent beaucoup mieux que toute
autre méthode : c'est à eux qu'il faut d'abord
s'adresser.

Enfin, on observe des rhumatismes qui s'accompagnent d'engorgements froids des articulations ; elles
sont infiltrées de sérosité, sans chaleur ni tension.
Dans ces cas, les Bains de mer doivent être employés

concurremment avec les toniques, les résolutifs , les vésicatoires.

En général, les Bains de mer doivent être proscrits dans la première période des affections rhumatismales ; elle s'accompagne presque toujours de fièvre, d'exaltation de la vitalité. Mais lorsqu'à l'inflammation aiguë a succédé l'état chronique, à quelque catégorie qu'appartienne le rhumatisme, les bains de mer chauds rendront les plus grands services. On retirera de grands avantages des douches appliquées sur les parties malades ; elles favoriseront singulièrement la résolution et la disparition des phénomènes morbides. C'est surtout dans ces cas qu'ils sont préconisés, et qu'ils sont réellement utiles par leurs effets toniques et l'action spéciale qu'ils exercent sur le système nerveux. Ils sont très-propres à combattre les faiblesses musculaires , certaines paralysies. Par leur action tonique et révulsive, ils exercent une influence salutaire sur le lombago chronique. Ces faits ne doivent nullement surprendre , si l'on se rappelle les effets physiologiques de l'eau de la mer.

Dans les affections syphilitiques aiguës, sous quelque forme qu'elles se présentent , les Bains de mer ne nous paraissent pas devoir être employés; ils seraient plus nuisibles qu'utiles. Mais, par contre, nous en avons obtenu des résultats très-avantageux lorsqu'à l'irritation primitive a succédé la forme chronique : ainsi ,

nous avons vu des suintements rebelles à toute thérapeutique, se dissiper après quelques bains. Dans les
ulcères anciens et qui dépendent de cette diathèse,
souvent l'atonie locale s'oppose à la cicatrisation.

Les Bains de mer, par leur action stimulante,
réveillent la vitalité des parties ; des bourgeons
charnus rouges vermeils, phénomène précurseur d'une
bonne cicatrisation, ne tardent pas à recouvrir la surface de l'ulcère.

Les pertes séminales involontaires, qui sont le
résultat d'une irritation chronique de la prostate ou
d'une faiblesse générale et locale, sont le plus souvent
guéries, bien que ces pertes séminales aient résisté
à la cautérisation directe des parties.

Dans ces circonstances, les bains seuls sont quelquefois insuffisants ; il faut leur adjoindre l'action des
douches ascendantes froides sur le périnée, et favoriser
le traitement hydrothérapique par un régime convenable.

Chez les femmes, les leucorrhées idiopathiques,
c'est-à-dire qui ne dépendent pas d'une lésion anatomique du col de la matrice, résistent rarement à
l'action directe des bains et des injections avec l'eau
de mer.

Dans la chlorose essentielle, ils sont conseillés avec
succès par tous les praticiens.

Mais c'est surtout dans les lésions organiques qu'il
convient de poser avec soin leurs indications et leurs

contre-indications. C'est peut-être la question la plus délicate de notre Travail, et celle qui exige de la part du Médecin le plus de tact et d'expérience. Ces altérations de tissus s'observent le plus souvent dans les maladies chroniques, soit à titre de cause ou de complication ; souvent même elles constituent toute la maladie chronique, et il suffit de les guérir pour voir disparaître toute la série des phénomènes morbides. Ces lésions organiques ont des siéges très-divers : on les observe sur les poumons, le foie, la rate, l'estomac, surtout sur la matrice.

Pour bien apprécier l'influence des Bains de mer, il est indispensable de jeter un coup-d'œil rapide sur la génération de ces altérations viscérales.

Le premier phénomène que l'on observe, est généralement un état spasmodique, une surexcitation de l'influx nerveux. Il y a d'abord, et avant tout, une lésion de la sensibilité ; la douleur est, en effet, le fait initial de presque toutes nos maladies. Bientôt cette perversion met en jeu les forces motrices ; elle appelle la fluxion. « *Ubi stimulus ibi fluxus* », a dit Hippocrate. Cet état fluxionnaire peut exister pendant un certain temps sans que la trame organique soit altérée. Cependant l'on comprend qu'à la longue, les vaisseaux, dilatés par l'affluence anormale d'une plus grande quantité de sang, perdent de leur tonicité ; ils réagissent moins bien, le sang s'accumule, la congestion se forme. Les vaisseaux affaiblis deviennent bientôt incapables de

résister à la dilatation qu'ils éprouvent , ils se déchirent ;
il en résulte des épanchements intersticiels ; la fibrine
s'organise ; il se forme des noyaux d'induration.

D'autres fois l'habitude des mouvements fluxionnaires produit l'hypertrophie des organes sur lesquels
s'établit la fluxion , et souvent ces phénomènes s'accomplissent sans provoquer une réaction générale. La réaction locale est quelquefois si faible , qu'elle a mérité le
nom de *sub-inflammation.*

Lorsque ces lésions organiques sont constituées ,
elles donnent naissance à une foule d'accidents, que
l'on peut rattacher aux changements physiques des
organes malades, au trouble des fonctions qu'ils doivent exécuter, aux sympathies qui les enchaînent avec
d'autres organes. Ainsi, dans l'hypertrophie du foie ,
on observe des accidents relatifs au volume et à la
densité plus grande de l'organe , à la fonction sécrétoire
de la bile qui acquiert de nouvelles propriétés , à la
sympathie qui relie le foie à tous les organes digestifs.

On observe aussi, à l'occasion des lésions organiques, des phénomènes qu'on ne peut rattacher aussi
directement à la lésion elle-même. Ainsi, l'hypertrophie du cœur, du foie, de la rate , les engorgements
des poumons prédisposent à l'hydropisie , sans que l'on
puisse l'attribuer exclusivement à la gêne de la circulation : la preuve, c'est que l'on peut guérir ces épanchements séreux , alors même que la lésion organique
est au-dessus des ressources de l'art.

Par quel mécanisme vital s'introduit dans le système général des forces cette disposition que Bordeu désignait sous le nom de *cachexie séreuse?* Nous l'ignorons ; nous constatons seulement la contingence des complications qui surviennent à l'occasion des lésions organiques.

C'est surtout chez la femme que l'on observe les phénomènes les plus remarquables.

Les lésions organiques de la matrice sont souvent le point de départ d'accidents nerveux les plus insolites et les plus variés.

Leur fréquence s'explique surtout par les mouvements fluxionnaires normaux qui s'opèrent tous les mois. Pour peu que la femme y soit prédisposée, l'habitude de ces mouvements finit par amener une congestion permanente. L'organe croît en poids et en volume, il se déplace ; son col devient le siége d'inflammations chroniques, qui donnent naissance à des ulcérations plus ou moins étendues et qui s'accompagnent d'une induration des bords. Par continuité de tissu, l'inflammation se propage dans la cavité de la matrice ; la menstruation se dérange ; il survient des leucorrhées rebelles, un état hystérique, des gastralgies, des névroses de toute nature, et trop souvent la stérilité.

Cet exposé, un peu long peut-être, était cependant indispensable pour expliquer l'action des Bains de mer, et rendre compte des modifications avantageuses qu'ils déterminent.

Nous avons établi que le spasme était, en général,

le fait initial des lésions organiques : les Bains de mer
seront très-utiles dans ce cas, en régularisant l'action des forces, en les disséminant harmoniquement.
La fièvre réactionnelle qui succède à chaque bain
tendra au même but. Enfin, considérés dans leurs
effets consécutifs, l'impulsion qu'ils impriment à l'hématose modifiera les accidents nerveux et détruira
ultérieurement leur raison d'être. Dissiper le spasme
au début, c'est souvent arrêter la marche, le développement des lésions organiques, puisque l'état
nerveux, premier effet d'une cause première inconnue,
devient cause à son tour, appelle la fluxion, la congestion, la désorganisation des tissus.

Poursuivons notre analyse thérapeutique.

La maladie n'est plus constituée par un seul élément. A l'affection spasmodique s'est adjoint l'élément
fluxionnaire : les Bains de mer seront encore très-utiles. En dissipant le spasme, ils enlèvent à la fluxion
sa raison d'être ; ils agissent, en outre, comme anti-fluxionnaires directs et indirects.

Nous avons démontré qu'une de leurs propriétés
générales consistait dans le rétablissement de l'équilibre
de température ; nous avons rapporté un passage du
professeur Trousseau : or, il existe entre la chaleur
animale et la circulation des rapports si intimes, si
indispensables, ces deux fonctions se donnent si cordialement la main, que l'équilibre de l'une entraîne
nécessairement l'équilibre de l'autre.

En outre, lorsque la fluxion est établie, les Bains de mer agissent comme dérivatifs d'autant plus énergiques, que leur action s'exerce sur une plus grande surface: cette action est incontestable. Quelque soin que l'on apporte à se bien essuyer, il reste toujours dans les mailles de la peau des molécules aqueuses salées ; l'eau s'évapore, le sel reste. Cela est si vrai, qu'après quelques bains, si on promène la langue sur une partie du corps, on perçoit un goût de sel très-prononcé. C'est à la présence de ce sel qu'il faut attribuer l'action révulsive des bains.

Lors donc qu'il existe sur un viscère un mouvement fluxionnaire, on peut espérer de le déplacer par l'usage des Bains de mer. MM. Trousseau et Pidoux ont parfaitement démontré que le peu d'intensité de l'irritation transpositive se compensait par l'étendue des surfaces sur lesquelles elle s'exerçait, et que, dans l'état simplement fluxionnaire, les dérivatifs les plus légers, mais appliqués sur toute la surface de la peau, jouissaient d'une action très-efficace.

Dans un de ses aphorismes, Hippocrate avait posé les bases de la médication transpositive :

« Quand un travail s'opère dans deux points diffé-
»rents, le plus fort éclipse l'autre[1]. »

La fluxion a déterminé la congestion; il n'y a plus seulement lésion de la vitalité, les tissus sont altérés ; un degré de plus, et l'inflammation commence.

[1] Aphor. 46, sect. 2.

C'est surtout dans ces cas que l'indication des Bains de mer est délicate à poser. Il faut d'autant moins compter sur leur action dérivative, qu'il existe une altération de la trame organique, que la lésion a son siége sur un organe parenchymateux, et qu'elle est plus près des conditions qui constituent l'état inflammatoire.

Quel rapport peut-il exister entre la médication hydrothérapique et la congestion viscérale?

La fièvre qui succède au bain de mer joue, dans ces cas, un très-grand rôle.

Bordeu, qui a étudié avec autant de soin l'action des eaux minérales, préconise beaucoup cette fièvre artificielle comme moyen curateur des engorgements chroniques. Souvent la résolution s'opère par l'excitation que la fièvre imprime aux forces vitales : les observations de Baillou, de Sydenham, de Bordeu, de Stoll, de Dumas, sont confirmatives du fait.

On peut, du reste, jusqu'à un certain point, suivre la filiation des phénomènes.

Sous l'influence du bain froid et pendant la première période, le sang tend à se porter sur les viscères; il en exalte la sensibilité, réveille les forces assoupies, délaie, si je puis m'exprimer ainsi, la matière qui constitue l'engorgement ; et lorsqu'aux phénomènes de concentration succède le mouvement centrifuge, lorsque la réaction s'établit, ces matériaux sont entraînés et éliminés par les sécrétions.

Que cette explication soit vraie ou fausse, que la résolution s'opère par des procédés naturels à nous inconnus, il nous suffit de constater qu'elle se produit souvent sous l'influence des Bains de mer.

Il faut, toutefois, en user avec la plus grande prudence et prendre bien garde de ne pas dépasser le but.

Pour peu que la lésion organique donne lieu à des symptômes généraux, s'il existe un état inflammatoire accompagné de fièvre, l'excitation produite par les Bains de mer activerait la marche de la maladie, et provoquerait une terminaison plus prompte et trop souvent fâcheuse.

Dans les maladies chroniques de l'utérus, ces dangers sont généralement moins à craindre, sans doute, parce que ces lésions sont moins incompatibles avec les conditions de la vie; dans ces cas, l'efficacité des Bains de mer ne saurait être mise en doute.

Sans contredit, il existe des altérations au-dessus des ressources de l'art, l'incurabilité est jusqu'à ce jour un de leurs caractères; les Bains de mer, pas plus que tout autre moyen, ne sauraient enrayer leur marche fatale. Que pouvons-nous contre le cancer de la matrice ?

Mais, en dehors du cadre de ces cruelles maladies, les Bains de mer seront très-souvent employés avec succès. Écoutons, à ce sujet, le professeur Trousseau :

« Les bains de mer froids, par cette propriété qu'ils » ont de rétablir dans l'économie l'égale répartition de

»la chaleur et partant celle du flux normal, modifient
»d'autant plus rapidement ces désordres de l'utérus,
»qu'ils durent depuis moins long-temps et qu'ils sont
»bornés à la simple congestion. L'expérience prouve,
»en effet, que les bains de mer guérissent le plus
»souvent les douleurs utérines qui accompagnent la
»menstruation, et, par suite, la leucorrhée et les
»pesanteurs de reins qui suivent et qui précèdent les
»règles.

   »On comprend peu au premier abord comment agis-
»sent les bains de mer dans les déplacements de l'utérus ;
»on dit qu'ils sont toniques et qu'ils donnent plus de
»ressort aux ligaments de la matrice : explication aussi
»peu physiologique que peu anatomique. Les tissus
»fibreux, en effet, ne subissent guère l'influence de la
»médication tonique et débilitante. Mais l'influence
»des bains de mer est de tout autre nature ; il ne
»faut, pour comprendre leur mode d'action dans ces
»cas, que se reporter à l'origine des déplacements ; ils
»tiennent toujours, ou du moins presque toujours, à
»un gonflement de la matrice. Ce gonflement une fois
»déterminé, il faut de toute nécessité que le poids de
»l'organe l'entraîne en bas d'abord et dans diverses
»positions vicieuses, les ligaments étant essentielle-
»ment impuissants à maintenir l'organe en place, du
»moment qu'il est hypertrophié. Or, l'hypertrophie de
»la matrice reconnaît pour cause, ou l'inflammation
»chronique, ou la congestion répétée. Dans le premier

»cas, il faut d'autres moyens que les bains de mer;
»dans le second, les bains de mer, comme nous l'avons
»dit, remédient à la congestion, et par conséquent à
»l'hypertrophie. Sans doute la médication ne va pas
»directement contre l'hypertrophie; mais, en empê-
»chant que chaque mois le sang ne se porte activement
»vers l'utérus, il met l'organe dans les meilleures
»conditions pour que la résolution ait lieu sponta-
»nément.

»Remarquez que, dans la phlegmasie chronique de
»la matrice, les bains de mer, bien que moins efficaces
»que dans le cas qui nous occupait tout-à-l'heure,
»rendent pourtant d'assez grands services en augmentant
»la tendance du sang vers la peau, et en diminuant
»d'autant la tendance de la congestion utérine. Ainsi :

» Efficacité presque constante dans la congestion
»interne simple;

»Utilité très-grande dans l'hypertrophie et les dépla-
»cements de la matrice entretenus par des congestions
»habituelles.

»On comprend tout de suite par quel mécanisme les
» bains de mer sont si utilés dans le traitement de la
»leucorrhée, de la gastralgie, de la constipation, qui
»se lient à un mauvais état de la matrice.

»Mais il est une vertu des bains de mer qui est trop
»évidente pour qu'on la puisse contester : nous voulons
»parler de la faculté qu'ils ont de remédier à la stérilité
»chez les femmes. Quand la stérilité dépend d'une

»maladie de l'ovaire ou de la trompe, il est bien
»évident que les bains de mer sont tout aussi inefficaces
»que les autres moyens; mais quand elle tient à un état
»congestif habituel de la matrice, à un déplacement,
»les bains de mer, en remédiant à la cause, remédient
»aussi aux effets [1]. »

Nous sommes enfin arrivé au terme de notre Travail.

Il s'en faut cependant que nous ayons épuisé notre
sujet; nous espérons toutefois que, quelque incomplète
que soit notre étude, elle suffit pour démontrer tous
les avantages qui se rattachent à l'administration des
Bains de mer.

Quant aux dangers qu'ils peuvent présenter, ils sont,
en général, plus imaginaires que réels.

Les faits invoqués à l'appui sont loin de justifier les
conséquences que l'on a voulu en déduire.

Si les Bains de mer étaient aussi dangereux qu'on l'a
supposé, est-ce que l'expérience, la conscience du
Médecin, la raison publique n'en auraient pas fait depuis
long-temps justice? On a beau dire que la mode ne
raisonne pas : c'est possible, quand il s'agit de l'am-
pleur d'une robe ou de la coupe d'un habit; mais
quand il s'agit de la santé, de la vie, c'est autre
chose! Le Public raisonne si bien, qu'il finit souvent
par déraisonner.

Si les Bains de mer présentaient de bien graves

[1] Trousseau et Pidoux, Thérap. et mat. méd.

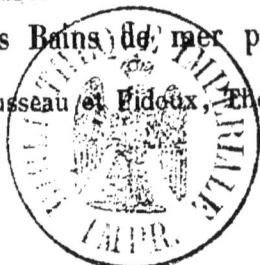

7

dangers, les Médecins des localités maritimes s'en seraient probablement aperçus ; ils seraient les premiers à s'élever contre cette périlleuse médication.

Et le Public, témoin intéressé, dont la santé et la vie seraient en jeu, ne se hâterait pas de partir. Or, il reste ; qui plus est, il revient chaque année plus nombreux : il est bien peu préoccupé du soin de sa conservation ! Mais que demain les plus légers symptômes d'une épidémie éclatent ; que, sous l'influence du changement d'air, et surtout des eaux, survienne chez quelques baigneurs une diarrhée passagère, accompagnée de vomissements, ce que nous appelons à Cette le *mal du pays* : voilà ce Public, naguère si insouciant, qui s'émeut et se trouble, il part. Franchement, on a surfait son courage : d'où je conclus que l'on a exagéré les dangers des Bains de mer.

Leur innocuité et surtout leur efficacité seraient bien mieux démontrées si les malades suivaient les conseils de la plus vulgaire prudence. Loin de là, et, avant de quitter leurs demeures, ils font de l'usage des Bains de mer une question de budget et de chiffres. Qu'il pleuve, qu'il vente, que la mer soit calme ou agitée, ils se sont dit qu'ils doivent prendre deux bains par jour, et ils les prennent. Aussi, qu'arrive-t-il ?

Que tel malade qui aurait pu guérir son affection par l'usage méthodique des bains, est obligé souvent de les suspendre, quelquefois même d'y renoncer, et l'on attribue à la méthode ce qui est un effet de l'imprudence des malades : plus tard ces faits malheureux servent de point d'appui à des détractions systématiques. Exemple :

« On a vu une femme d'une constitution délicate »rester immobile, glacée et comme paralysée, pendant »plus d'une demi-heure, parce qu'elle avait voulu »prolonger son bain plus que d'habitude. »

Qu'on nous permette de changer les termes de cette observation, sans en altérer l'esprit :

« On a vu une femme d'une constitution délicate »éprouver les accidents les plus graves, parce qu'elle »avait voulu prolonger son repas plus que d'habitude. »

Si l'on conclut qu'il est imprudent de trop manger, nous concluons sans peine qu'il est dangereux de prolonger son bain au-delà des limites des forces réactionnelles ; mais si on conclut à la proscription de la nourriture, on risque fort de n'être pas soi-même de son avis.

Une précaution bien importante et que les malades négligent trop souvent, c'est le choix de la mer dans laquelle ils doivent prendre les bains. En général, le choix est déterminé par le voisinage ou la proximité des lieux : c'est une faute grave au point de vue hygiénique et thérapeutique. Ainsi, l'Océan et la Méditerranée ne présentent pas les mêmes conditions et ne sauraient convenir indistinctement à tous les malades.

L'eau de l'Océan est plus froide, moins saline. Si les bains y sont plus toniques, ils exigent aussi une somme de forces radicales bien supérieure ; l'action spécifique est moins prononcée que dans la Méditerranée. S'ils conviennent davantage aux constitutions plus fatiguées qu'affaiblies ou détériorées, aux hommes relativement robustes, les Bains, dans la Méditerranée, sont plus favorables aux femmes, aux enfants, aux vieillards.

En outre, l'existence du flux et du reflux dans l'Océan offre de grands inconvénients; elle met souvent en danger la vie des baigneurs imprudents qui s'aventurent pendant que les eaux se retirent. Ce retrait de la mer met à nu, dans beaucoup de localités, un fond vaseux recouvert d'algues marines, et qui, sous l'influence d'un soleil de juillet, laisse échapper des émanations désagréables et souvent des miasmes dangereux.

D'autre part, la côte de l'Océan est généralement malsaine, surtout dans le voisinage des marais salants abandonnés; les fièvres y sont endémiques et très-souvent meurtrières.

Le littoral de la Méditerranée présente, sur beaucoup de points, des circonstances hygiéniques tout aussi fâcheuses. Ainsi, depuis Marseille jusqu'à Cette, de Cette à Narbonne, les terres sont basses, humides, recouvertes de marais d'où s'exhalent, pendant l'été, des miasmes d'autant plus dangereux que les étrangers sont moins acclimatés. C'est surtout aux Martigues, à la Camargue, à Aiguesmortes, que les fièvres font le plus de ravages. « Rien de plus insalubre, dit l'acadé-»micien Mélier, que ce triste pays: c'est, par excellence, »la patrie des fièvres; elles y règnent constamment et

» font parfois des ravages extrêmes ; il est rare qu'une
»année se passe sans épidémie. »

Aux Cabanes, dans le voisinage de Montpellier, à
Agde, à Sérignan, une inspiration malheureuse a placé
les établissements de bains dans le voisinage des em-
bouchures de cours d'eau douce : c'est une circonstance
fâcheuse.

Dans son remarquable travail publié dans le treizième
volume des *Mémoires de l'Académie de médecine*,
M. Mélier signale les dangers qui résultent pour la santé
des riverains du mélange de l'eau douce avec l'eau salée ;
c'est à ce mélange qu'il attribue surtout ces épidémies
de fièvres paludéennes qui désolent ces contrées. A
l'appui de son opinion, il rapporte des faits qui l'éta-
blissent irrévocablement : ainsi, dans le voisinage de
Lucques, de Pise, existe une plage très-basse, parsemée
de lacs et d'étangs, et, depuis des siècles, envahie de
temps en temps par l'eau de la mer qui venait s'y mêler
à l'eau douce.

« Le pays était des plus insalubres, l'*aria cattiva*
»y exerçait ses plus grands ravages et le rendait en
»quelque façon inhabitable. Malheur au passager, au
»voyageur imprudent qui se seraient oubliés pendant
»une nuit entière d'août ou de septembre dans ces
»contrées infectes ! La mort était la suite inévitable de
»leur imprudence. On résolut d'isoler par des écluses
»l'eau douce de l'eau de la mer. Le succès fut si
»complet, que, dès l'année suivante, les maladies qui

»ne manquaient jamais d'arriver, cessèrent de paraître,
»et qu'à dater de ce moment toute la contrée se trouva
»assainie. »

Les travaux avaient été achevés en 1741.

« En 1768 et 1769, les maladies reparurent tout-à-
»coup comme aux plus mauvais jours.... Que s'était-il
»passé? Une seule chose : l'écluse s'était dérangée , et
»le mélange des eaux avait recommencé; on répara
»l'écluse, et les maladies disparurent de nouveau. C'est
»par le même procédé que Léopold II, grand-duc de
»Toscane, a assaini son royaume, et l'a délivré de cette
»*mal'aria* meurtrière qui fait du plus beau pays du
»monde un des plus terribles foyers d'infection et de
»maladie [1]. »

A Cette, on peut, sur une toute petite échelle,
observer les mêmes phénomènes. A l'entrée des Salins
de Villeroy, et tout le long du mur de clôture qui
s'étend du pont-levis au retranchement, existe un fossé
qui reçoit une grande partie des eaux pluviales d'alen-
tour, dans lequel croassent des milliers de batraciens
plus assommants que dangereux, et dont le fond noir
et fangeux donne naissance à une végétation mixte
bâtarde de roseaux, d'algues marines, de joncs, de
salicornia, &c. Dans toute son étendue, ce ruisseau
reçoit par infiltration les eaux de l'étang qui sont salées.
Pendant l'été, ce fossé se dessèche; alors de son fond

---

[1] Mélier, Rapport sur les marais salants, *loc. cit.*

vaseux, formé par le détritus et la décomposition de
substances végétales et animales, s'élève une odeur
nauséabonde, s'exhalent des torrents de miasmes géné-
rateurs de fièvres intermittentes souvent très-graves,
à tel point que M. X..., qui possède dans ce lieu une
riche propriété, a été obligé de faire construire pour
son fermier une habitation écartée. Les rares habitants
des métairies voisines sont tous ou presque tous malades ;
et ce qu'il y a de plus particulier, c'est que cette atmosphère pestilentielle est tout-à-fait locale et ne s'étend
pas à mille mètres du fossé. Ainsi, dans le Salin, qui
n'en est séparé que par un mur qui n'a pas en moyenne
deux mètres d'élévation, depuis douze ans, sur une
population de 200 individus, il n'y a eu qu'un seul doua-
nier atteint de fièvres, et notons de plus que cet homme
les avait déjà contractées à Aiguesmortes. A mille
mètres au nord il n'y a plus de fièvres. Signaler à
notre Administration cette source d'insalubrité, c'est
être sûr qu'elle sera bientôt tarie.

Si l'on se demande comment le mélange de l'eau
douce avec l'eau salée peut produire de si terribles
résultats, tout d'abord la raison n'en surgit pas claire,
évidente ; cependant, en y réfléchissant, on arrive
bientôt à une solution satisfaisante.

« Chaque être animal ou végétal a ses conditions
» d'existence déterminées, et hors desquelles il languit
» et meurt. Aux poissons et à la multitude d'êtres
» animés qui vivent dans la mer, il faut de l'eau salée

»à un certain degré ; à ceux qui habitent les rivières,
» il faut de l'eau tout-à-fait douce..... Il en résulte que
» le mélange en question ne tarde pas à se changer en
» un vaste dépôt dans lequel se décomposent par milliers
» les cadavres de ces êtres divers : de là, des miasmes
» et une cause puissante d'insalubrité [1]. »

A cette première cause s'en adjoint une autre aussi
évidente.

L'eau de la mer contient des sulfates. Or, depuis les
travaux des chimistes modernes, de MM. Chevreuil,
Henry, Caventou, Balard, le contact prolongé des
matières organiques décompose les sulfates qui passent
à l'état de sulfures, et donne naissance à de l'hydro-
gène sulfuré. C'est ainsi que ces chimistes s'expliquent
la formation de certaines eaux sulfureuses naturelles.

D'après M. Mélier, « la destruction des êtres orga-
» nisés et vivants, mollusques, crustacés, poissons,
» d'une part; la décomposition des sulfates et peut-être
» aussi de quelques autres sels par la matière organique,
» telles seraient les deux causes principales dont le
» concours et la combinaison produiraient les effets
» meurtriers dont nous avons parlé. »

Pour prouver que ces lignes ne sont pas écrites dans
un intérêt de clocher, écoutons ce que dit M. Lecœur,
médecin à Caen (Calvados) :

[1] Serres, Instruction médicale pour la Commission scientifique d'Afrique (Comptes-rendus de l'Acad. des sciences,
T. VII, 1838, p. 187).

« Quant au littoral formé de terrains marécageux,
» sillonné par de nombreux fossés plus ou moins sta-
» gnants, je n'en dirai un mot que pour recommander
» au baigneur de l'éviter avec soin, de le fuir. Il devient
» une source d'infection permanente et périodique de
» fièvres endémiques, quelquefois fort rares, et très-
» meurtrières lorsque surviennent les chaleurs de l'été,
» à tel point que souvent les habitants de ces mal-
» heureuses localités sont obligés, à cette époque de
» l'année, d'abandonner pendant quelques mois leurs
» foyers pour se soustraire à leurs pernicieuses influences,
» et disputer ainsi à ces causes incessantes de destruction
» le peu de santé qu'il leur reste.

» Il y aurait donc folie au baigneur de faire choix
» d'un pareil littoral [1]. »

Il est donc avéré, en pratique et en théorie, que
le mélange des eaux douces avec l'eau salée produit
des effets désastreux. Cette considération doit suffire
pour éloigner les baigneurs des localités où ces conditions se trouvent réunies. Malheureusement, ces
circonstances se rencontrent fréquemment : à Aiguesmortes le Rhône, aux Cabanes le Lez, à Agde
l'Hérault, à Sérignan l'Orb, à Narbonne l'Aude,
viennent se jeter dans la mer et y mélanger leurs
eaux.

Dans les points intermédiaires, où ces conditions

---

[1] Lecœur (de Caen), Des bains de mer, T. I, p. 45.

n'existent pas, on ne rencontre pas toujours les commodités, les agréments indispensables à la vie. Ici, quelques misérables cabanes recouvertes de chaume, sans air et sans lumière, renfermant le plus souvent une seule pièce, que le baigneur convertit tour-à-tour en cuisine, salon et chambre ; là, des établissements spacieux, bien tenus, mais éloignés d'un centre de population, et toujours insuffisants à un grand nombre de baigneurs.

CETTE, au contraire, par une heureuse exception, réunit toutes les conditions les plus favorables. Bâtie en amphithéâtre sur le penchant de sa montagne, abritée par elle des vents d'ouest, ouverte ensuite à tous les vents, entourée d'un côté par l'étang de Thau, de l'autre par la mer, sa température est moins élevée que dans l'intérieur des terres ; une brise du large, qui s'élève tous les jours à heure presque fixe, vient encore amortir les ardeurs du soleil. La largeur de ses rues et de ses quais, l'alignement des maisons, permet à l'air une libre circulation.

Éloignée de sept kilomètres des plus proches marais, encore bien assainis par les soins de l'Autorité supérieure, Cette est à vingt kilomètres de toute rivière ou ruisseau d'eau douce (nous ne parlons pas du ruisseau de l'Issanka); aussi les fièvres intermittentes y sont très-rares et jamais sous forme d'épidémie.

Alors que le choléra étendait partout ses ravages,

c'est à peine si, sur une population de plus de 20,000 âmes, il y a eu à Cette 150 décès bien avérés dans l'espace de plusieurs mois.

Alors que la suette ravageait tous ses environs, Cette est restée privilégiée ; pas un seul cas ne s'est montré en ville.

Si à ces conditions climatériques on ajoute le voisinage d'une plage sans rivale par sa beauté, son fond sablonneux, l'on s'expliquera cette prospérité croissante, cette affluence de baigneurs qui viennent de tous les points de la France et de l'Étranger.

Quant à l'Établissement, s'il n'est pas somptueux, s'il ne présente pas le luxe que l'on recherche tant aujourd'hui, il est cependant très-confortable. Des cabines en bois peint, reliées entre elles, entourées de galeries intérieures et encadrant de vastes carrés de plage, forment, pour ainsi dire, de chaque classe un établissement particulier. Cette bonne disposition a surtout l'avantage d'éloigner les regards indiscrets et sauvegarder la pudeur la plus timide.

Un Gymnase, un Local neuf destiné aux bains chauds, un système complet de douches, une Direction qui sait s'imposer des sacrifices, que faut-il de plus pour arriver au plus haut degré de prospérité ? — Un peu de temps.

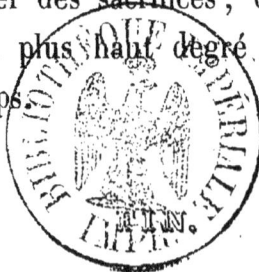

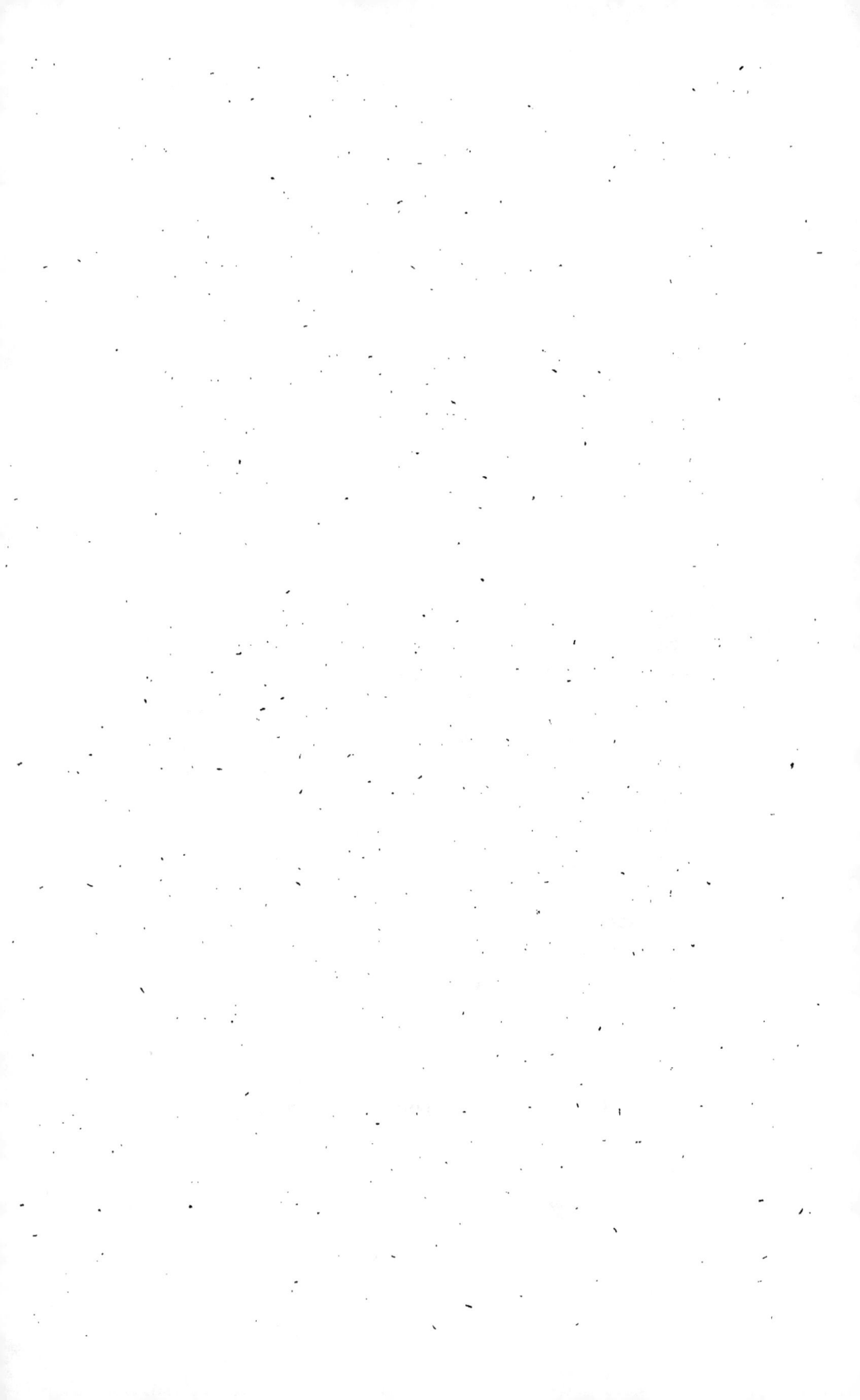

TABLE DES MATIÈRES.

—••‡••‡••—

TABLE DES MATIÈRES.

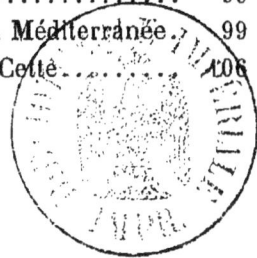

www.ingramcontent.com/pod-product-compliance
Lightning Source LLC
Chambersburg PA
CBHW071446200326
41519CB00019B/5638